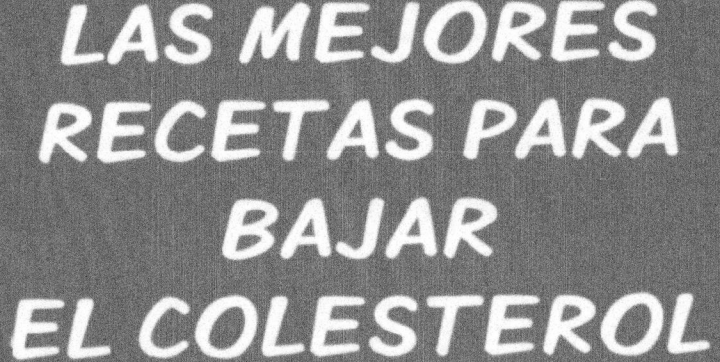

Mario Fortunato

Reservados todos los derechos de autor. Queda totalmente prohibida, sin la autorización escrita de los titulares del copyright, bajo las sanciones establecidas en las leyes, la reproducción parcial o total de este libro por cualquier medio o procedimiento, incluidos reprografía y el tratamiento informático, así como la distribución de ejemplares mediante alquiler o préstamo público.

Copyright © 2015 Mario Fortunato. All rights reserved worldwide.

Gracias por considerar este libro amigo lector, como muestra de mi aprecio por su interés

reciba ahora completamente gratis <u>Las Mejores Recetas de Jugos Para Bajar el Colesterol</u>

visitando esta pagina: <u>http://dietaparabajar-elcolesterol.blogspot.com/</u>

Por su Salud!

Tabla de Contenidos:

Introducción Sobre el Colesterol y Por Qué Necesita este Libro

Una Guía Para Entender el Colesterol

Descubra Cuales son Los Remedios Naturales Para Bajar el Colesterol

Descubra Como Eliminar La Acumulación de Grasa en Las Arterias de Forma Natural

Colección de Las Mejores Recetas Saludables Para Bajar el Colesterol

Conclusión

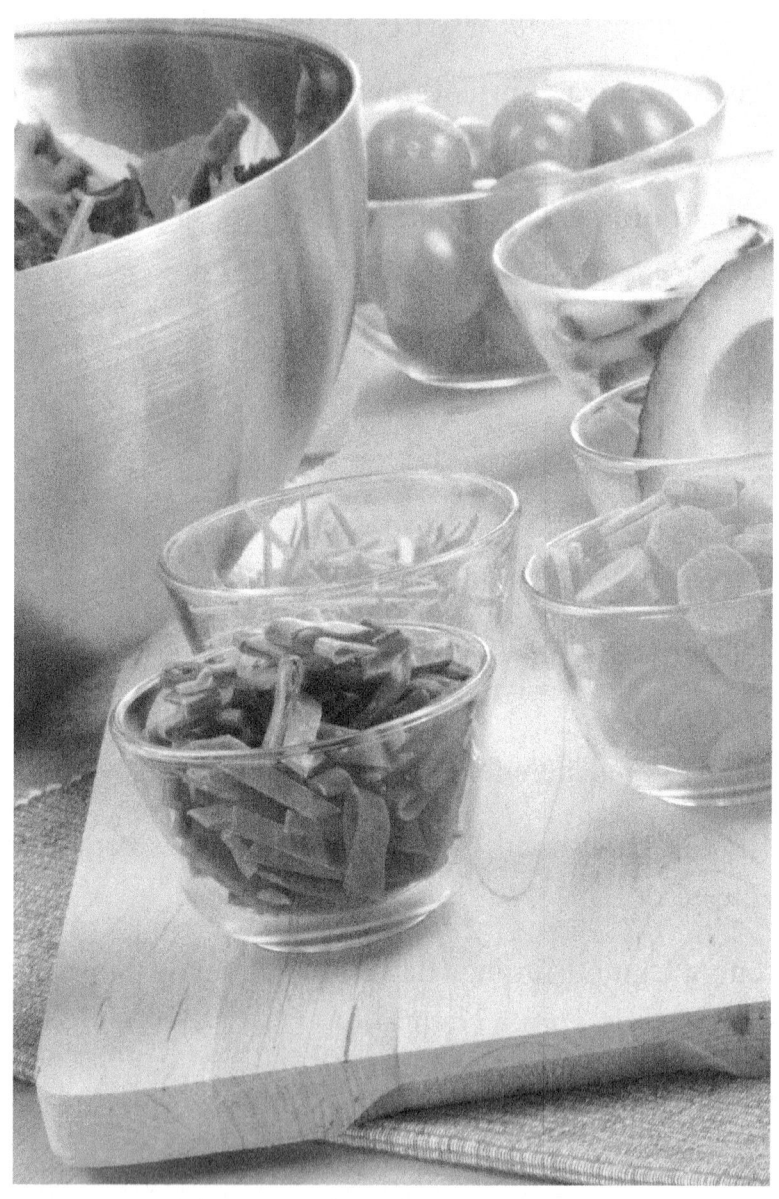

Introducción – Sobre el Colesterol y Por Qué Necesita Este Libro

El colesterol es un subproducto natural del hígado y un componente necesario para la buena salud y el buen funcionamiento de nuestro sistema. El colesterol normal también es esencial para la reparación y el desarrollo celular. Desempeña un papel fundamental en la mejora de la memoria y el aprendizaje, es el precursor de la producción de vitamina D, y sintetiza las hormonas sexuales y los esteroides naturales que controlan el azúcar en la sangre, el equilibrio de líquidos y la presión arterial. Esto ayuda a convertir las grasas en el hígado, y es un potente anti-oxidante que actúa para eliminar los radicales libres y reducir el síndrome metabólico.

Aunque nuestro cuerpo necesita los lípidos o grasas para funcionar apropiadamente, un exceso de colesterol o grasa en la sangre puede incrementar drásticamente las posibilidades de que se presenten problemas de salud como enfermedades del corazón e incluso un infarto. El colesterol se introduce en nuestro sistema de dos formas: una es a través del proceso normal de la producción hepática o el colesterol que produce el hígado y la otra nuestra dieta.

El colesterol se absorbe a través de nuestros intestinos a partir de los alimentos que consumimos y luego hace su viaje a nuestro torrente sanguíneo. Podemos considerar a los lípidos o a las grasas como nuestros aliados ya que almacenan la energía que nuestro cuerpo necesita para funcionar. El problema es cuando no existe un balance y hay un exceso de colesterol entonces se puede generar una obstrucción de las arterias interrumpiendo la buena circulación de la sangre y causando problemas como ataques al corazón.

Después de una visita de chequeo al doctor nos entregan una serie de datos, símbolos y números que rara vez entendemos pero que en realidad nos están diciendo si están balanceados nuestros niveles de colesterol en la sangre.

Desafortunadamente existe la tendencia a querer solucionar todos los problemas de salud recurriendo siempre a las drogas de prescripción médica sin tener en cuenta que por lo general estas generan otros problemas de salud a mediano y a largo plazo. Por lo general estas drogas o medicamentos de prescripción desencadenan o generan efectos secundarios que a la larga pueden terminar por dañar el hígado si se consumen indiscriminadamente y por largo tiempo.

Por ejemplo las estatinas (droga de prescripción médica que inhibe la producción de colesterol) pueden causar molestias musculares en personas que toman este tipo de droga para regular los niveles de colesterol en la sangre. Algunos de los efectos secundarios más comunes que también se presentan cuando se consumen estas estatinas son la fatiga excesiva y los dolores de cabeza combinados con un malestar general y una sensación de debilidad general.

¿Pero que son en realidad estas estatinas que se recetan de forma indiscriminada para bajar el colesterol?

Esta droga de prescripción ampliamente utilizada especialmente en USA y varios otros países del mundo es en realidad un inhibidor que bloquea la enzima responsable de la producción del colesterol en el hígado (HMG-Co reductasa). La realidad es que existen numerosos estudios que han demostrado los **efectos secundarios adversos** que causa el uso de esta droga que incluso puede aumentar el riesgo de cáncer, problemas musculares y diabetes en las personas que la consumen.

Entre los efectos adversos del consumo de este medicamento artificial están:

- La pérdida de la memoria
- La disfunción sexual
- Problemas musculares y causa de enfermedad degenerativa del tejido muscular
- Anemia
- Daño de los nervios de las extremidades, pies y manos
- Cataratas
- Disfunción hepática y daño a las funciones normales del hígado
- Alteración del sistema inmunológico
- Aumento de la glucosa en la sangre
- Fatiga crónica y debilidad
- Presión arterial alta
- Alteración de la tiroides
- Enfermedad de Alzheimer
- Acumulación de grasa abdominal
- Enfermedad de Parkinson
- Ataques al corazón

Diversos estudios han demostrado también que se aumenta el riesgo de desarrollar diabetes ya que el consumo de esta droga aumenta la resistencia a la insulina. El aumento de la resistencia a la insulina contribuye a la inflamación crónica en el cuerpo. Casualmente o irónicamente más bien, la inflamación es uno de los síntomas de la mayoría de las enfermedades, incluyendo las enfermedades del corazón, que es precisamente una de las principales razones por las cuales "los expertos" recetan este tipo de medicamento para la **reducción forzada** del colesterol en la sangre. Y es precisamente aquí donde radica el problema, se trata de una droga que lo que hace es forzar al cuerpo a bajar de manera artificial los niveles de colesterol para lograr una lectura "aceptable" en los niveles de este en la sangre pero que genera otros problemas de salud que muchas veces son peores y algunas veces irreparables.

La verdad es que se ha generado una epidemia de consumidores de estas drogas de prescripción creada por las compañías farmacéuticas que las producen y que generan millones en ingresos anuales manipulando la información de los "beneficios" que estas drogas artificiales como el "Crestor" (rosuvastatina) y el "Lipitor" (atorvastatina) producen para el cuerpo cuando en realidad están causando otros problemas de salud. De hecho los ingresos generados por los medicamentos con estatinas representan casi un 7% de las ventas totales de fármacos en USA de acuerdo a la revista económica Forbes que señala que esta droga le genera a las grandes farmacéuticas $26 billones de dólares al año! Esta no es una cifra nada despreciable y es por ello que existe un gran interés en mantener a la población adicta a este tipo de medicamentos.

En realidad el cuerpo humano necesita el colesterol que es una parte integral del buen funcionamiento de nuestro sistema y de nuestras funciones fundamentales. De hecho es tan impórtate que este se produce en los órganos vitales como el hígado y el cerebro.

No existe duda de que el cuerpo necesita colesterol. Es más, estudios recientes han demostrado que la deficiencia de colesterol tiene un impacto perjudicial en prácticamente todos los aspectos de la salud ya que este juega un papel esencial dentro de las membranas celulares. Los lípidos o grasas forman una capa fina que impermeabiliza la membrana de las células del medio externo, funcionando como una barrera firme. El cuerpo está compuesto por billones de células que necesitan interactuar y el colesterol es una de las moléculas que permiten que estas interacciones tengan lugar. Una deficiencia de colesterol puede afectar negativamente el sistema digestivo ya que el colesterol es un precursor de los ácidos biliares que son los responsables de descomponer las grasas en nuestro cuerpo.

El colesterol es también pieza fundamental en la formación de la <u>sinapsis</u> (conexiones entre las neuronas) que nos permiten pensar, fomentan la memoria y asimilar nuevos conocimientos. Un dato interesante es que el cerebro contiene aproximadamente un 25% del colesterol en el cuerpo y su deficiencia puede llegar incluso a alterar el comportamiento de una persona o desencadenar la enfermedad de Alzheimer como hemos visto antes debido a los **cambios adversos en la composición química del cerebro.**

Otro problema que genera el consumo de estos "medicamentos" con **estatinas** es que inhiben la producción de una importante encima conocida como la encima CoQ10 o coenzima Q10 que es una sustancia que el cuerpo humano puede producir de forma natural. **Esta encima es utilizada por las células del cuerpo para generar energía y también funciona como un poderoso anti-oxidante.** Los antioxidantes ayudan a combatir los radicales libres que pueden contribuir a los problemas de salud como el envejecimiento prematuro. De hecho las personas que consumen estas drogas con estatinas deberían estar consumiendo suplementos que contengan esta encima que protege al cuerpo de los radicales libres.

Sin embargo la realidad es que la solución al problema del colesterol alto se encuentra en la adopción de una alimentación adecuada como la que se describe en este libro y es por esta razón que usted necesita este manual de buena nutrición para lograr controlar sus niveles de colesterol sin destruir su salud. Soy un firme creyente en las soluciones naturales y no en las respuestas radicales que proponen las grandes compañías farmacéuticas para "solucionar" los problemas de salud que a la larga nos causan mayores complicaciones y comprometen nuestro bienestar.

Lo cierto amigo lector es que estas grandes compañías farmacéuticas que fomentan la prescripción de estas drogas de forma indiscriminada están más interesadas en someternos a "tratamientos" con drogas de laboratorio que les generan inmensos ingresos millonarios y que además causan innumerables problemas de salud. La respuesta amigo lector se encuentra en el tipo de alimentación que ponemos en nuestro cuerpo y no en una formula engañosa que un grupo de científicos y empresarios han desarrollado motivados por más y más ganancias sin tener en cuenta las consecuencias.

Lo cierto es que estos tratamientos farmacéuticos a base de estatinas suelen ser agresivos para el cuerpo y por lo general provocan mayores complicaciones para la salud. Sorprendentemente estas creaciones farmacéuticas para bajar los niveles de colesterol malo de forma abrupta y radical son recetadas indiscriminadamente sin tener en cuenta las repercusiones para la salud descritas antes y pueden incluso incrementar las probabilidades de infarto en los pacientes que las consumen.

En realidad las causas de muchas de nuestras enfermedades se generan en la manera en cómo nos alimentamos, en que estilo de vida llevamos, si somos activos o pasivos físicamente, en los niveles de estrés que manejamos y en el ambiente que nos rodea. Nuestro cuerpo lo que en realidad necesita es desintoxicarse y limpiarse y esto empieza por el tipo de alimentación o de "combustible" que le suministramos a nuestro sistema.

La solución no está en tomar "pastillas mágicas" que más tarde nos harán más dependientes de otras "creaciones farmacéuticas" para perpetuar las ganancias de los gigantes farmacéuticos, la solución se encuentra en adoptar una **dieta saludable para bajar el colesterol de forma natural** y en ejercitar nuestro cuerpo con frecuencia. En este libro encontrará precisamente eso, <u>la mejor dieta para bajar el colesterol rápidamente</u> sin recurrir a los medicamentos de prescripción. Es por esto amigo y amiga lector que pongo a su consideración este libro de recetas saludables para bajar el colesterol de forma natural y segura. **Por su salud!**

Gracias por considerar este libro,

Mario Fortunato

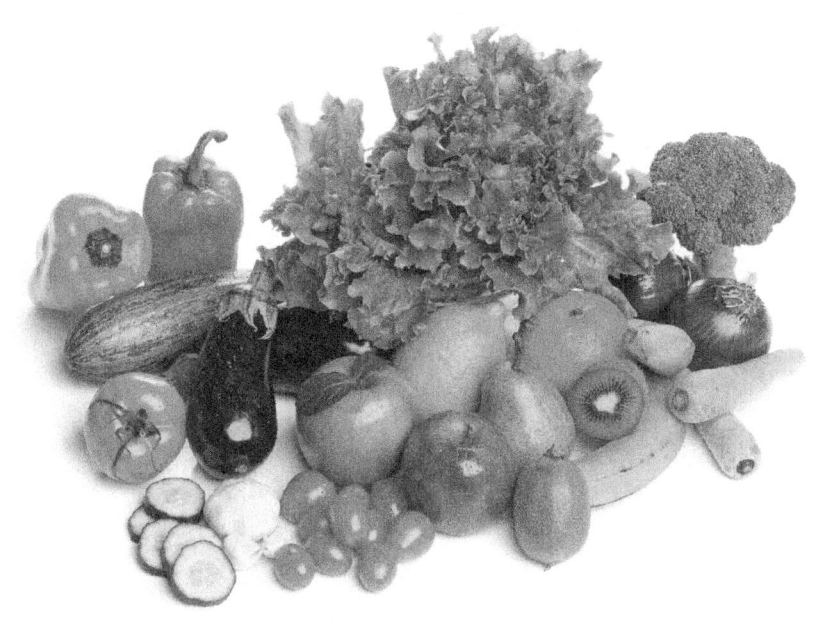

Una Guía Para Entender el Colesterol

Lo que en realidad crea una condición de colesterol alto es un desbalance en el cuerpo creado por la mala alimentación, por la vida sedentaria y por el exceso de estrés. Las "píldoras mágicas" no pueden cambiar el estilo de vida o solucionar la forma como nos alimentamos o reducir nuestros niveles de estrés. El problema no es el colesterol, el problema es toda la "basura" que entra a nuestro sistema en forma de "alimento" que luego nos pasa la cuenta de cobro cuando suben los niveles de colesterol malo. Debemos enfocarnos en tratar las causas del problema y no los síntomas que son los aspectos en lo que desafortunadamente se enfocan estos tratamientos farmacéuticos radicales.

No podemos esperar tener resultados positivos si después de ingerir "las pastillas mágicas" seguimos llenando nuestro cuerpo de comidas altamente procesadas y si seguimos siendo socios del club de las comidas rápidas o excesivamente procesadas..

¿Pero que es el colesterol?

El colesterol se produce naturalmente en el cuerpo y es básicamente una sustancia grasa que contribuye a varias funciones vitales de nuestro sistema. Es necesario para la creación de las paredes que rodean las células del cuerpo y es el material básico que se convierte en ciertas hormonas. El cuerpo tiene la capacidad de producir el colesterol que necesita y **se mantiene un balance adecuado de sus niveles con una dieta saludable que promueva este balance sin afectar la salud.**

La grasa y colesterol que consumimos se absorben en el intestino y son transportados al hígado. El hígado convierte la grasa en colesterol, y libera el colesterol en el torrente sanguíneo. Existen dos tipos principales de colesterol: la lipoproteína de baja densidad (LDL) (el colesterol "malo") y la lipoproteína de alta densidad (HDL) colesterol (el colesterol "bueno"). El colesterol HDL ayuda a prevenir que las arterias se tapen evitando que se presenten enfermedades del corazón.

Se asocian enfermedades como la aterosclerosis con los altos niveles de colesterol LDL, esto en realidad es la acumulación de depósitos grasos ricos en colesterol en las paredes de las arterias. Esto puede causar que las arterias se estrechen o se bloqueen, estos depósitos de grasa pueden volver lento o detener el flujo de la sangre a los órganos vitales como cerebro y el corazón. Cuando la aterosclerosis o acumulación de grasa bloquea las arterias que suministran sangre al cerebro, puede ocurrir un derrame cerebral. Cuando la aterosclerosis afecta al corazón se llama enfermedad de la arteria coronaria y puede causar un ataque al corazón y muerte por infarto.

Los niveles altos de colesterol bueno o HDL realmente protegen contra ataques cardíacos y accidentes cerebrovasculares, eliminando el colesterol malo de las arterias llevándolo de regreso al hígado.

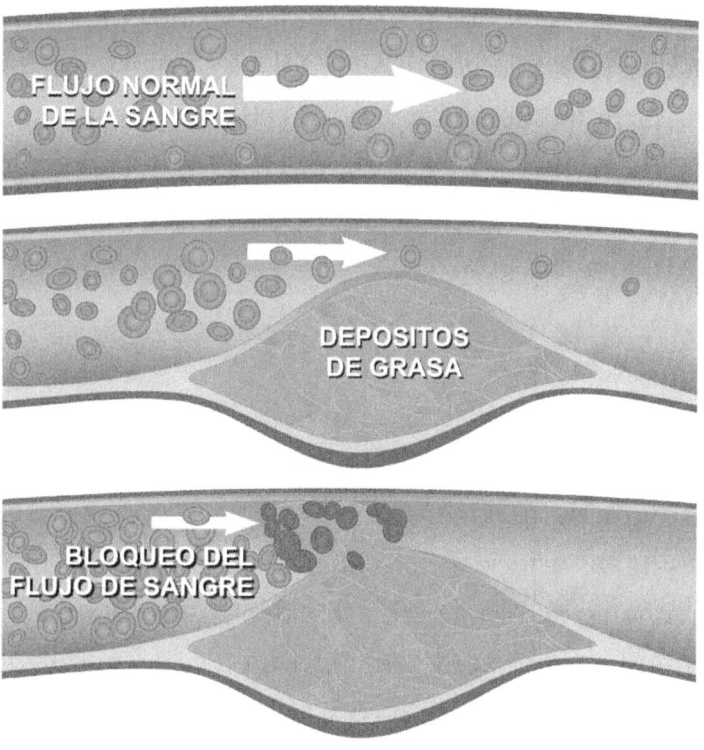

Como se ha descrito antes el cuerpo produce parte del colesterol y otra parte proviene del tipo de alimentación que ingresa a nuestro sistema. Los genes también juegan un papel en la cantidad de colesterol que el cuerpo produce por su propia cuenta. El estilo de vida es también un factor que determina los niveles de colesterol en una persona y otros factores que pueden contribuir al colesterol alto son:

La Dieta: Lo que usted come juega un papel importante en sus niveles de colesterol. El consumo de alimentos con grasas trans o altos niveles de grasas saturadas puede aumentar los niveles de colesterol "malo" o LDL. Los alimentos altos en grasas saturadas son las carnes rojas, los alimentos altamente procesados como los embutidos, los productos lácteos, los chocolates hechos con manteca de cacao, el aceite de palma o el aceite de coco. Una dieta con un alto contenido de alimentos provenientes de fuentes animales como los lácteos y las carnes rojas puede aumentar los niveles de colesterol malo y en general una dieta alta en grasa animal puede elevar los triglicéridos.

Fumar: el cigarrillo y el consumo de tabaco dañan las paredes arteriales lo que hace más susceptibles a la acumulación de placa a las personas que fuman con frecuencia. El consumo de cigarrillo también puede reducir el colesterol protector HDL o colesterol bueno. Es crucial alejarse del tabaco si desea tener unos niveles saludables de colesterol sin mencionar que este veneno afecta la salud del cuerpo en general y lo intoxica matándonos lentamente.

La Obesidad: este es otro factor que aumenta el riesgo de tener altos niveles de colesterol malo. Por lo general las personas con sobrepeso tienden a tener niveles más bajos de colesterol HDL o colesterol "bueno" y niveles más altos de colesterol "malo" LDL y triglicéridos que las personas de peso normal. Es importante tratar de mantener un peso balanceado y tratar de bajar de peso de forma natural si se quiere controlar los niveles de colesterol sin recurrir a medicamentos o tratamientos farmacéuticos. Para lograr esto es importante desintoxicar el organismo y luego adoptar una dieta saludable como la que se describe en este libro.

Vida Sedentaria: la inactividad física también es un factor puede contribuir al colesterol alto. Nuestro cuerpo necesita moverse, al menos 30 minutos de actividad fisca de forma regular (idealmente diariamente) pueden ayudar a bajar el colesterol "malo" LDL.

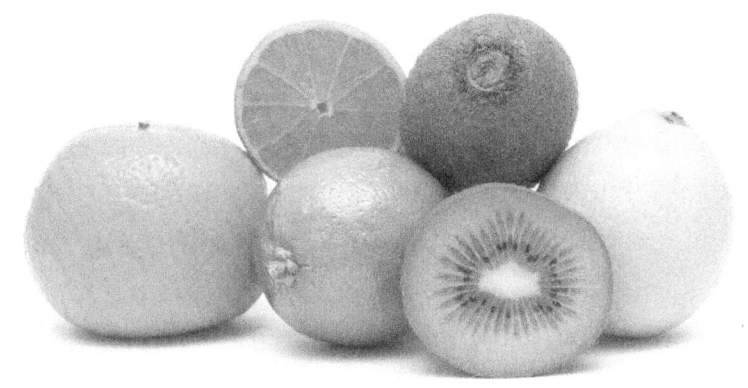

Descubra Cuales son Los Remedios Naturales Para Bajar el Colesterol

Los alimentos son la medicina que nos provee la naturaleza, depende de nosotros consumir los alimentos adecuados para mantener un cuerpo saludable y en buen funcionamiento. Como lo he descrito en otros libros, es fundamental desintoxicar el cuerpo para gozar de una buena salud y para lograr bajar el colesterol de forma natural nada mejor que adoptar soluciones naturales que están al alcance de todos y sin prescripción médica. Lo ideal es empezar a agregar estos alimentos naturales o "**remedios naturales**" a su nueva dieta más saludable para empezar a controlar los niveles de colesterol sin recurrir a la medicina de prescripción.

La siguiente lista de alimentos le ayudará a mantener a raya el colesterol "malo" LDL y a mantener el buen colesterol y también a evitar que se presente un posible ataque al corazón o que se presente la aterosclerosis como se ha descrito antes en este libro. Esta lista también puede tomarse como una dieta preventiva para personas que no presentan desbalances en los niveles de colesterol, en la salud como siempre se ha dicho, es mejor prevenir que lamentar.

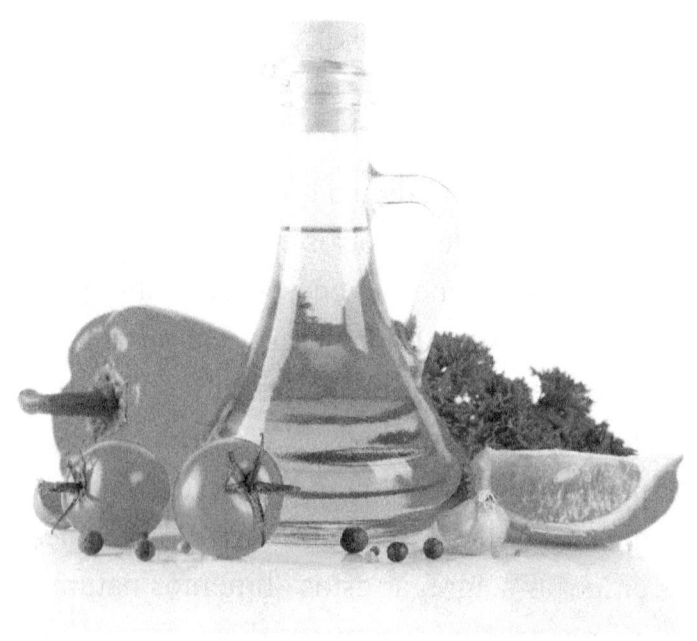

El Aceite de Oliva: este es un aceite que está lleno de <u>ácidos grasos mono-insaturados</u> que a diferencia de las grasas animales que aumentan los niveles de colesterol malo es excelente para preparar ensaladas y muy bueno como ingrediente para cocinar, especialmente en la cocina mediterránea. Puede utilizarlo para marinar platillos con pescado o con pollo o también para cocinar verduras. El aceite de oliva es maravilloso para cocinar deliciosos platillos de pasta y para preparar deliciosos espárragos crujientes en la sartén. Este aceite de origen vegetal es especialmente efectivo para balancear y controlar los niveles de colesterol ya que tiene una mezcla de anti-oxidantes que <u>dejan intactos los niveles de colesterol buenos mientras reduce los niveles del LDL o colesterol malo</u>.

Reemplace otro tipo de grasas con este aceite y hágalo parte de su nueva dieta más saludable a partir de ahora. Los <u>vegetales salteados con aceite de oliva</u> no solo son saludables sino que también son deliciosos. Recuerde que el aceite de oliva es alto en calorías así que no se exceda mucho en su consumo, sin embargo es un excelente sustituto de la mantequilla o de las margarinas que contienen grasas transgénicas que elevan sus niveles de colesterol malo.

Para obtener mejores beneficios de las propiedades de este aceite para bajar el colesterol prefiera el **aceite de oliva extra-virgen** que es menos procesado y contiene mayores cantidades de antioxidantes buenos para su salud y para la salud del corazón. Es importante <u>reducir al máximo el consumo de grasas saturadas</u> como las que se encuentran en las margarinas, la leche entera, el aceite de palma, el aceite de coco, la manteca de cerdo, la grasa de vaca, la grasa de mantequilla y las carnes rojas.

Las galletas que usualmente se encuentran en los supermercados están cargadas con estas grasas saturadas y deben desaparecer de su dieta a partir de ahora, productos horneados preparados comercialmente, tales como panes, pasteles y tartas contienen a menudo altos niveles de estas grasas. Estas grasas no solo elevan los niveles de colesterol malo, también reducen el buen colesterol o HDL.

Existen 4 tipos principales de grasas que se encuentran en los productos alimenticios como aceites de cocina y estas son las grasas poli-insaturadas, grasas mono-insaturadas y ácidos grasos trans saturados, o conocidos como "grasas trans".

Las grasas saturadas son generalmente las que se encuentran sólidas a temperatura ambiente como la manteca de cerdo o la mantequilla. Este tipo de grasas son el resultado de la adición de hidrógeno a los aceites vegetales que se utilizan en los alimentos preparados industrialmente para preservar el sabor y aumentar la vida útil de estos alimentos.

Estas "grasas trans" o grasas saturadas son las fuentes principales de colesterol en una dieta poco saludable y su consumo indiscriminado se relaciona con enfermedades del corazón, derrames cerebrales y con la diabetes entre otras enfermedades y condiciones de salud. Lo grave es que el consumo de este tipo de grasas constituye una buena proporción de las calorías de una dieta promedio en países como USA y otros países en donde se ha optado por las "dietas convenientes" de alimentos altamente procesados y comidas rápidas que generan graves problemas de salud.

Los frijoles: este es un alimento que nos brinda la naturaleza y es especialmente efectivo para bajar los niveles de colesterol naturalmente. Según estudios realizados por investigadores de la Universidad Estatal de Arizona en USA, el consumo de frijoles disminuye el colesterol malo (LDL) hasta en un 8%. Una de las cualidades del frijol es su <u>alto contenido de fibra dietética</u> que ayuda en la absorción de colesterol de forma natural.

Los tipos de frijol que puede incluir en su dieta son el frijol rojo, el frijol negro y el frijol blanco. El consumo de estos puede suministrarle a su cuerpo hasta 1/3 de las necesidades diarias de fibra dietética para mantener un cuerpo saludable además de proporcionarle lecitina que combinada con la fibra del frijol ayuda a disminuir los niveles de colesterol.

De hecho un nuevo estudio realizado por investigadores canadienses y norteamericanos encontró que alimentarse con legumbres como el frijol y las lentejas logra reducir los niveles de colesterol malo en un 5% lo que reduce a su vez el riesgo de un infarto en personas que incorporan estos alimentos en su dieta. En dicho estudio se demostró que con el consumo de al menos ¾ de taza de legumbres (o una porción) como el garbanzo, las arvejas o guisantes, los frijoles y las lentejas se lograba este efecto en las personas que las consumieron. Es ideal entonces agregar este tipo de legumbres en nuestra dieta diaria y en este libro encontrará deliciosas recetas saludables que las incluyen.

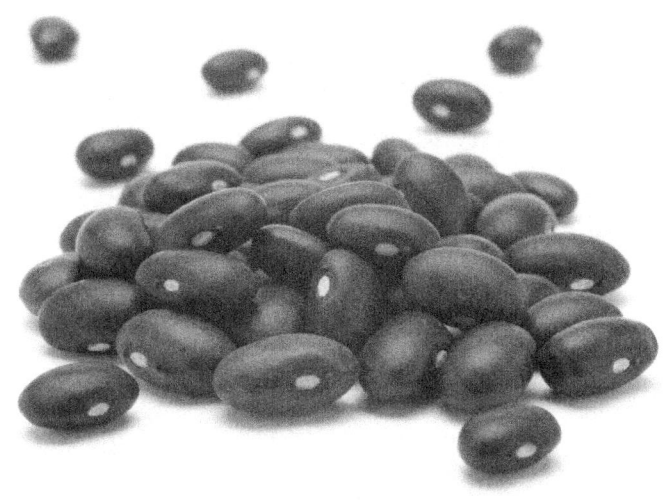

En otro estudio en realizado por el Journal of Nutrition de USA se encontró que el consumo de una 1/2 taza de frijoles pintos secos cocidos (2 gramos de fibra soluble) al día durante por 12 semanas puede reducir el colesterol LDL en un 7% aproximadamente.

La Avena: una de las claves para reducir el colesterol de forma natural es reducir la lipoproteína de baja densidad o el "colesterol malo" (LDL) y uno de los mejores alimentos naturales para lograr esto es la avena pues tiene un alto contenido de fibra soluble, ideal para lograr este objetivo. La fibra soluble también se encuentra en las ciruelas pasas, las peras, las manzanas, la cebada y los frijoles. Así que un desayuno ideal para empezar el día controlando los niveles del colesterol puede incluir un delicioso plato de avena con unos trozos de manzana picados y unas deliciosas uvas pasas. De hecho investigaciones hechas por la Universidad de Tufts de Massachusetts en USA mostraron que el consumo de avena ayuda a evitar que el colesterol se adhiera a las paredes de las arterias y también previene la formación de la arteriosclerosis reduciendo a su vez el riesgo de enfermedades del corazón.

Otros estudios realizados por el Departamento de Nutrición de la Escuela de Salud Pública de Harvard en Boston USA, lograron demostrar los efectos de la fibra soluble presente en la avena en relación a la reducción del colesterol. Según estos estudios el consumo diario de tres gramos de avena logra bajar en un 5% los niveles de colesterol en la sangre debido a su gran contenido de beta-glucano (fibra soluble).

La fibra soluble puede reducir la absorción de colesterol en el torrente sanguíneo. De hecho ingerir de 5 a 10 gramos o más de fibra soluble al día disminuye los niveles de colesterol malo o LDL. Alimentarse con 1 1/2 tazas de harina de avena cocida proporciona 6 gramos de fibra. Si agregamos algunas frutas, como plátanos o manzanas entonces estaremos agregando más contenido de fibra soluble así como otros nutrientes que fortalecerán nuestro sistema.

La avena es uno de los alimentos más efectivos para reducir el colesterol de forma natural ya que la proteína contenida en esta es una muy buena fuente de un amino ácido conocido como L-arginina que estimula la producción de óxido nítrico en el cuerpo. Este óxido nítrico ayuda a mejorar la circulación y contribuye también a reducir la inflamación y la oxidación y de acuerdo a algunos estudios también logra reducir el colesterol. Este amino-ácido (L-arginina) también se puede encontrar en las sandias, en la calabaza y en el maní o en los cacahuetes.

La cebada es otra de las soluciones naturales para lograr reducir los niveles de colesterol malo sin afectar la salud y de forma natural. Este alimento es uno de las más ricas fuentes de beta-glucanos (un tipo de fibra soluble) que también está presente en la avena pero que se encuentra en mayor proporción en la cebada. De hecho una taza de cebada contiene 3 veces más fibra soluble o beta-glucanos que una taza de avena. Así que es una excelente idea empezar a incluir este alimento en su nueva dieta saludable para bajar el colesterol, puede preparar e ingerir una vez a la semana una deliciosa sopa de cebada como acompañamiento de las comidas o incluso mezclarla con lenteja y vegetales como las zanahorias para aumentar su poder reductor del colesterol.

Ácidos grasos omega-3 como los que están presentes en el pescado (Los ácidos grasos Omega-3 son considerados ácidos grasos esenciales y son necesarios para la buena salud humana, sin embargo el cuerpo no puede producirlos así que se deben obtener a través de los alimentos que consumimos:

Incluir en nuestra dieta los <u>ácidos grasos</u> como los que contiene el pescado es una costumbre muy saludable para el corazón ya que al ingerir los ácidos grasos Omega-3 se puede reducir la presión arterial y el riesgo de desarrollar coágulos sanguíneos. De hecho en las personas que han sufrido un ataque al corazón, el consumo de ácidos grasos omega-3 del pescado y el aceite de pescado pueden reducir el riesgo de un nuevo infarto.

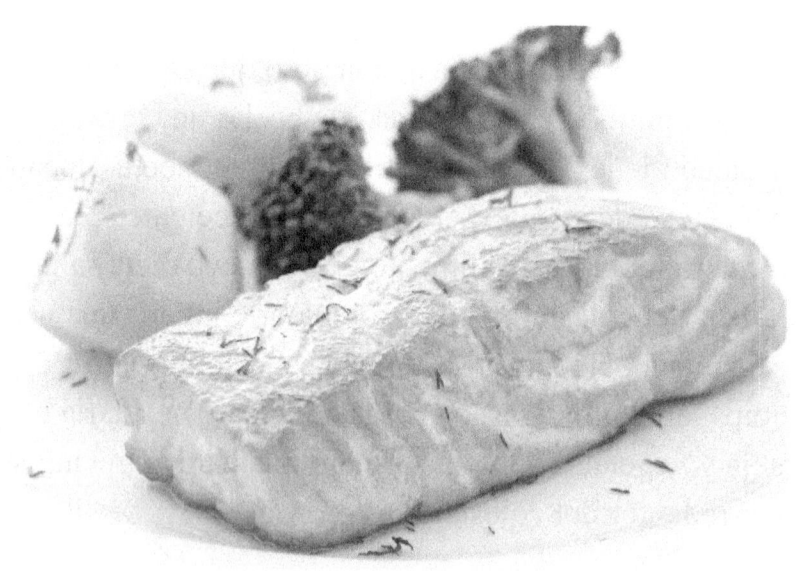

El consumo ideal de pescado a la semana debe ser de dos porciones de acuerdo a la Asociación Americana del Corazón para mantener unos niveles óptimos de ácidos grasos Omega-3 en nuestro sistema.

Los pescados que contienen estos ácidos grasos son el salmón, las sardinas, el atún, el arenque y la trucha. Los pescados conocidos como pescado azul contienen mayores niveles de grasa insaturada que los pescados blancos. Su consumo no solo reduce los niveles de colesterol malo en la sangre sino que también reduce el riesgo de enfermedades cardiovasculares o trombosis ya que impide la formación de coágulos en la sangre. El pescado azul también es una importante fuente de proteínas con proporciones similares a las del huevo y la carne roja. El aporte nutritivo del pescado es alto ya que es rico en magnesio, fosforo, hierro y yodo.

El pescado azul o pescado más graso es el que mayor aporte de ácidos grasos oleico y linoleico proporciona a nuestro sistema. Este tipo de ácido graso linoleico <u>promueve unos niveles más bajos de colesterol</u> en nuestro cuerpo y previene el acumulamiento de grasa en las arterias evitando así problemas como la arteriosclerosis. (Pescados azules o grasos: el salmón, el atún, la macarela, las sardinas y la anguila entre otros.)

El pescado se debe hornear o asar para evitar la adición de grasas no saludables o puede utilizar aceite de oliva extra-virgen para prepararlo en la sartén. Si el pescado no es su alimento preferido entonces puede también obtener ácidos grasos omega-3 consumiendo semillas de linaza y otros alimentos que no solo son ricos en ácidos grasos sino también en antioxidantes como son:

- Las frutas de colores brillantes como las naranjas, las mandarinas, los mangos y el melón. También son buenas fuentes de antioxidantes y ácidos grasos omega-3 las frambuesas, los aguacates y los arándanos. Las uvas, las manzanas, las fresas y los cítricos son excelentes frutas para incluir en su nueva dieta ya que son ricas en pectina, un tipo de fibra soluble que reduce el LDL o colesterol malo. La vitamina C contenida en las frutas y verduras combate el colesterol de dos maneras importantes: actúa como guardaespaldas de colesterol HDL (colesterol bueno) y ayuda a limpiar sus arterias del colesterol LDL o colesterol malo. En combinación con la vitamina E logra bloquear la transformación del colesterol LDL en placa que obstruye las arterias.

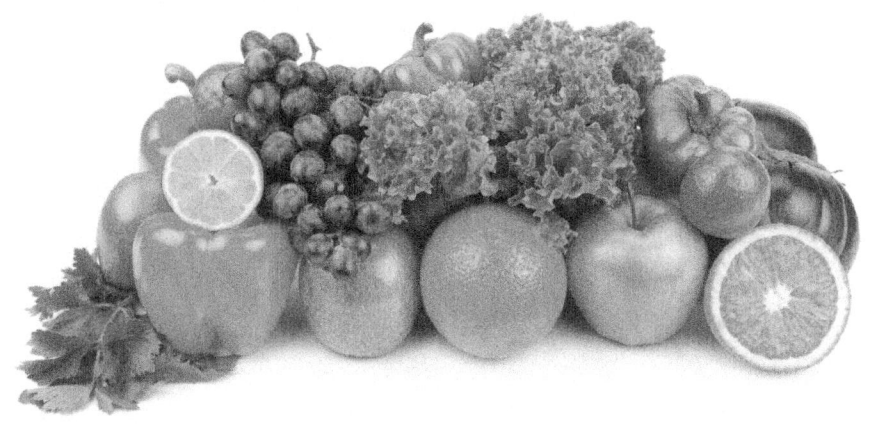

Según estudios realizados por el Instituto Nacional de Salud en USA, las personas que consumen unos 180 miligramos de vitamina C al día (esta es la cantidad de vitamina C que se encuentra en una taza de brócoli junto con una taza de fresas frescas) tenían los niveles de colesterol bueno (HDL) un 11% más altos que aquellas personas que apenas consumían esta vitamina. El kiwi también es excelente debito a su aporte de fibra y una buena carga de vitamina C.

- El Arroz salvaje o arroz silvestre, o también conocido como arroz rojo (es en realidad una especie de semilla que es similar al arroz pero se le denomina arroz silvestre o arroz salvaje, en algunos supermercados es posible conseguir esta semilla que proviene de Canadá o de USA y es mejor consumirlo orgánico) también proporciona una buena proporción de Omega-3 además de contener también magnesio, zinc, proteínas, manganeso y hierro.

- Las verduras de hoja verde como la espinaca que contiene unos 350 mg de Omega-3 por cada taza y es un excelente ingrediente para preparar ensaladas saludables o jugos naturales que además contiene calcio y hierro. Se puede consumir cocida o cruda. Otros alimentos como el brócoli, y las hojas de parra también son buenas fuentes de Omega-3. Las hojas verdes de la espinaca contienen vitamina A y C excelentes para prevenir la oxidación del colesterol.

- Las semillas de chía son una maravillosa fuente de Omega-3 pues en tan solo una onza de estas semillas de chía hay 4900 mg de Omega-3. Una de las mejores formas de consumir estas semillas es mezclándolas en recetas de batidos saludables, en jugos naturales o espolvoreándolas en las ensaladas. Estas semillas también contienen fibra que ayuda a la absorción de grasa y son ricas en magnesio y calcio excelentes para la salud del cuerpo.

- Las verduras como la col contienen una buena proporción de Omega-3. Una taza de coliflor contiene unos 200 mg de Omega-3. Este es un excelente ingrediente natural para preparar todo tipo de ensaladas saludables.

- Los mangos además de ser deliciosos son también una estupenda fuente de Omega-3 ya que contienen unos 75 mg por cada fruta. Esta fruta no solo es deliciosa es una importante fuente de antioxidantes y se encuentra entre los mejores <u>súper alimentos saludables</u> que nos ofrece la naturaleza, de hecho es una de mis frutas favoritas.

- Las nueces han demostrado ser un alimento muy efectivo en la reducción natural del colesterol malo en el cuerpo ya que son ricas en <u>ácido alfa-linolénico</u> o ANA. Este acido se convierte Omega-3 una vez ingresa a nuestro sistema ayudando también a reducir los triglicéridos de forma natural en personas con niveles altos de colesterol. Así que es una excelente idea consumir nueces regularmente para mantener a raya los niveles altos de colesterol.

El consumo puede ser de unos 40 gramos o 1,5 onzas de frutos secos como las nueces, las almendras, algunos piñones, los pistachos, las avellanas y los cacahuetes. Esto equivale a comer ½ taza aproximadamente de cualquiera de estos frutos secos al día asegurándose de que no contengan ni azúcar ni sal, deben consumirse en su forma natural. Estos frutos secos son altos en calorías así que debe limitarse su consumo para no subir de peso y son ingredientes maravillosos para mezclar con ensaladas saludables.

Es posible tomar algún tipo de suplemento de aceite de Omega-3 para obtener algunos de los beneficios sin embargo estos suplementos no cuentan con todos los nutrientes que alimentos como el pescado o las frutas contienen. Si decide complementar su dieta con algún tipo de suplementos no olvide ingerir carnes magras y verduras si el pescado no es su platillo favorito.

- Otra solución natural para bajar el colesterol es indudablemente el ejercicio, cuando nos ejercitamos estamos bombeando sangre y oxígeno a todo nuestro sistema y también al ejercitarnos los niveles de una enzima llamada lipoproteína lipasa (LPL) aumenta y esta se adhiere a los triglicéridos eliminándolos del torrente sanguíneo reduciendo así el nivel de colesterol.

    Al ejercitarnos también aumenta el colesterol bueno o HDL mientras disminuye el colesterol malo o LDL evitando así la acumulación de depósitos adiposos en las arterias. En realidad ejercitarnos puede ser tan fácil como adoptar el hábito muy saludable de caminar unos 30 minutos al día o para quienes quieren en realidad activar el corazón es especialmente benéfico el ejercicio cardiovascular. De cualquier manera cualquier tipo de actividad física es mejor que la ausencia total de ejercicio.

Según estudios de la Universidad de Duke Medical Center en USA el ejercicio más intenso como el cardiovascular reduce mucho más el colesterol malo o LDL que el ejercicio moderado, sin embargo caminar es una excelente alternativa también muy efectiva para reducir los niveles de colesterol de una forma más sostenible y con menos intensidad además nos ayuda a reducir el estrés. De acuerdo a varios estudios al aumentar los niveles de estrés de una persona también aumentan las probabilidades de tener el colesterol LDL alto así que caminar diariamente al menos 30 minutos es una excelente terapia para combatir el estrés y ejercitar nuestro cuerpo.

La actividad física practicada con regularidad puede elevar los niveles de colesterol bueno (HDL) hasta en un 10%. Caminar después de comer es una excelente forma de mantenerse en forma y de bajar el colesterol mientras se activan los músculos del cuerpo mientras se reduce el riesgo de presión arterial alta así como el riesgo de desarrollar diabetes o enfermedades cardiacas.

Para asegurarnos de no olvidar movernos durante el día es posible adoptar una rutina sencilla como caminar con intensidad unos 15 minutos por las mañanas y luego al medio día caminar otros 15 minutos después de comer con menos intensidad y finalmente terminar el día con una caminata de intensidad media de otros 15 minutos para mantener activa nuestra tasa metabólica y así ir reduciendo el colesterol naturalmente y sin necesidad de medicamentos. Este es un hábito que debemos ir formando si queremos ver resultados, como cualquier nuevo hábito toma algún tiempo adaptarnos pero se consigue con determinación y con práctica.

- Asegúrese de ingerir menos granos refinados, como el pan blanco, la pasta blanca, las harinas blancas, el arroz blanco y todo tipo de alimentos hechos a partir de harina blanca como los croissants, las galletas, los pretzels, las papas fritas y los cereales secos. Este tipo de harina es altamente procesada y refinada y por lo general tiene un alto contenido de azúcar o se convierte en azúcar en nuestro sistema una vez la digerimos.

Adicionalmente el valor nutritivo de este tipo de harinas es prácticamente nulo o muy deficiente pues esta harina casi no contiene vitaminas ni minerales. Estas harinas son altamente dañinas para nuestra salud pues contienen grasas trans (aceites hidrogenados), sal procesada, jarabe de maíz alto en fructosa, químicos blanqueadores, conservantes artificiales y agentes químicos oxidantes. Cuando los alimentos son refinados se destruye su valor nutritivo y lo que por lo general queda del pan blanco una vez la harina es refinada para prepararlo es tan solo una especie de maza que luego se convierte en azúcar en el cuerpo sin ningún valor nutritivo.

El consumo indiscriminado de este tipo de harinas refinadas es realmente una epidemia y según estudios el realizado por la Universidad de Harvard el **consumo de granos enteros** como reemplazo de estas harinas blancas puede reducir las probabilidades de que se presente una enfermedad cardiaca hasta en un 30% y puede ayudar a controlar los niveles de colesterol malo y a mejorar la salud del corazón. La investigación ha encontrado que el consumo de granos enteros puede ayudar tanto el colesterol total y el LDL, y mejorar la salud del corazón. Es fundamental asegurarse de mirar las etiquetas de los panes que consumimos y asegurarnos de que diga: HECHO 100% CON GRANO ENTERO.

Los panes refinados pueden ser tan dañinos que dentro de sus ingredientes se cuentan componentes como la amilasa que es una de las enzimas más comunes para la fabricación moderna del pan blanco y es conocida por causar asma. Otro aspecto alarmante y poco recomendable para nuestra salud en referencia a este tipo de harinas es que en su producción de tipo industrial se utilizan elementos tóxicos como fungicidas y pesticidas y una vez se convierten en trigo son rociados con hormonas y más pesticidas. Todas estas sustancias ingresan luego a nuestro sistema afectando nuestro bienestar y nuestra salud.

Por otra parte consumir harinas y carbohidratos refinados en exceso (comer demasiada pasta refinada, demasiado pan blanco o cualquier otro producto de grano refinado consumido en exceso) puede provocar que un aumento en el almacenamiento de grasa corporal y problemas de sobrepeso y problemas de colon.

Esto se debe a que el cuerpo tiene una capacidad limitada para almacenar un exceso de carbohidratos que a su vez se transforman en grasa corporal ya que aumentan los niveles de insulina causando almacenamiento de grasas y a la larga una resistencia a la insulina que puede derivar en diabetes.

La siguiente es una lista de los alimentos de grano entero que puede incluir en su nueva dieta para bajar el colesterol de forma natural a partir de ahora (asegúrese de siempre verificar las etiquetas del empaque de cada alimento para comprobar que se trata de 100% grano entero):

<u>Panes de Grano Entero</u>:

Existen variadas y diferentes variedades de productos de pan de grano entero y son fáciles de conseguir en los supermercados. Recuerde siempre optar por productos que en su etiqueta señalen un <u>100% de trigo o de grano entero,</u> prefiero ser reiterativo en este aspecto pues algunas veces algunos panes vienen disfrazados o camuflados con la apariencia de ser de grano entero cuando en realidad entre sus ingredientes se cuenta la harina blanca refinada que es precisamente uno de los "alimentos" que debe desaparecer de nuestra nueva dieta más saludable. Los panes integrales se pueden encontrar en las siguientes formas:

1. Pan tajado
2. English Muffins
3. Bagels o Panecillos
4. Tortillas
5. Pan de Pita

Los cereales integrales: <u>estos no son los cereales de colores azucarados</u> sino los cereales más saludables de grano entero sin azúcar ni grasas trans o saturadas, pocas calorías, bajos en sodio y ricos en fibra como los siguientes:

1. Granola: este cereal a base de frutas secas, avena de trigo y miel ayuda a eliminar el colesterol malo de la sangre gracias a su fibra soluble además de ser excelente para reducir la presión arterial alta ya que contiene potasio.

2. Avena Integral (fibra soluble que forma una especie de gel cuando se une con líquido, este gel se junta con los ácidos biliares y el colesterol en el intestino delgado para luego eliminarlos del cuerpo logrando un efecto natural de reducción del colesterol (los ácidos biliares se sintetizan en el hígado a partir del colesterol). <u>Comer más fibra soluble</u> puede reducir su colesterol LDL (colesterol malo) hasta en un 20 a 30 por ciento, un efecto comparable al de los medicamentos para bajar el colesterol.

3. Trigo Integral (triturado o desmenuzado) o salvado de trigo: este alimento es el producto de la molienda de los granos de trigo y corresponde a las capas superficiales de los cereales. Es en estas capas donde se encuentra la mayor parte de los nutrientes de los granos de trigo. Su composición química lo hace un <u>alimento ideal para reducir los niveles de colesterol malo naturalmente</u>. Es un alimento <u>alto en fibra insoluble</u>, la fibra que no puede ser digerida por el cuerpo pero que absorbe la grasa y ayuda a controlar

los triglicéridos. Este alimento también tiene un contenido alto de ácidos grasos insaturados que pueden ayudar a aumentar los niveles de colesterol bueno o HDL.

El consumo del salvado de trigo también ayuda a estimular el metabolismo disminuyendo así la producción de apolipo-proteína LDL que transporta el colesterol malo. Este es un ingrediente ideal para introducir en una nueva dieta más saludable para controlar y reducir los niveles de colesterol pues las dietas ricas en fibra permiten disminuir los triglicéridos y reducir el colesterol además de prevenir enfermedades cardiovasculares.

4. Alforfón, trigo turco, morisco o moro o trigo sarraceno (Polygonum fagopyrum, es una semilla muy nutritiva): este alimento natural contiene sustancias anti-oxidantes como manganeso, magnesio, flavonoides y ácidos omega-3. Estas sustancias ayudan a reducir el colesterol malo de forma natural en el organismo. Estos ácidos omega-3 también favorecen la síntesis del colesterol bueno disminuyendo así las probabilidades de que se tapen las arterias por depósitos de grasa. Los flavonoides que contiene ayudan a mejorar la circulación de la sangre en nuestro sistema evitando que se presenten problemas de salud como la trombosis.

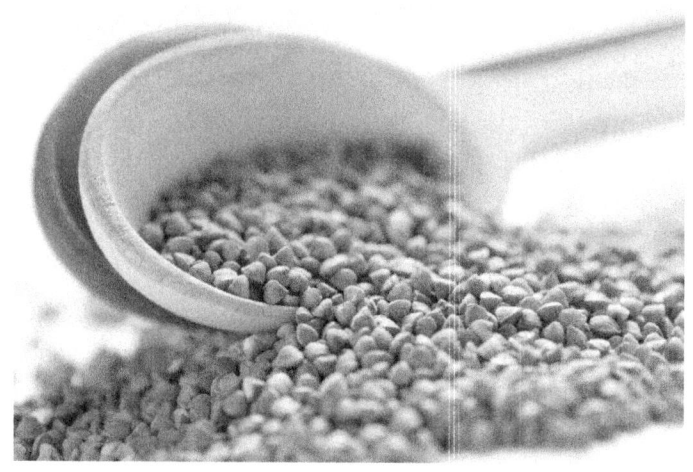

Contiene también un <u>alto porcentaje de fibra</u> controlando así los niveles de grasa en el organismo y favorece también la digestión de las grasas reduciendo la absorción de las grasas de los alimentos. Este alimento también es **rico en proteína** (entre un 10 y 13%, es llamado "el rey de la proteína vegetal") proteína y vitaminas B y minerales y puede estabilizar los niveles de azúcar en la sangre de forma natural.

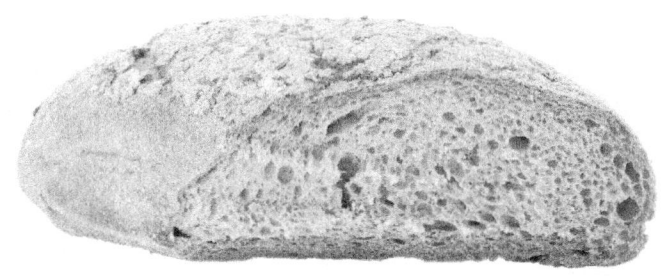

Pan de Alforfón

Esta semilla puede ser utilizada para preparar pan, pancakes, bagels, muffins, pasteles, como ingrediente para ensaladas, tortillas o para sustituir el arroz blanco y no contiene gluten. Este es un alimento rico en ácido oleico, palmítico y linoleico, excelente para combatir las enfermedades cardiovasculares de forma natural y el colesterol alto.

5. Cebada: el consumo de cebada disminuye la oxidación de las grasas y mejora la actividad celular lo que la hace ideal para la disminución del colesterol malo. Gracias a su buen contenido de fibra, la cebada también ayuda a eliminar el colesterol malo a nivel intestinal impidiendo la absorción de grasas. Cabe anotar también que su consumo reduce la formación de coágulos en la

sangre disminuyendo así la obstrucción de las arterias y las posibilidades de un posible infarto.

6. Una excelente idea es incluir los granos enteros como platillo de acompañamiento con las comidas para obtener sus beneficios reductores del colesterol. Ejemplos de estos platillos sencillos de acompañamiento son: una porción de arroz integral para acompañar las comidas, un acompañamiento con quinoa o una porción de granos de trigo entero para reemplazar el arroz blanco. El grano de trigo entero es una excelente fuente de fibra dietética y es una buena fuente de proteína natural, ácido fólico, hierro y potasio. Es posible cocinar los granos de trigo (excelentes para reemplazar el arroz blanco) sin remojo aunque al remojarlos la noche anterior se reduce el tiempo de cocción.

7. Las galletas de grano entero, las barras de granola y las tortillas de maíz orgánico son excelentes alternativas de refrigerio o de "snack" a la hora de un ataque repentino de hambre ingiriendo alimentos que mantendrán el colesterol malo a raya. Mantenga siempre en su despensa este tipo de alimentos que son complemento de una dieta para bajar el colesterol de forma natural.

8. Si opta por preparar y hornear sus propios alimentos de grano entero entonces la mejor harina que debe escoger será la harina entera orgánica que le da a los

panes una deliciosa textura crujiente además de ser saludable. En realidad de lo que se trata esta selección de alimentos de grano entero es de acostumbrarnos a seleccionar bien lo que consumimos leyendo siempre las etiquetas de todo lo que compramos para cuidar nuestra salud.

Incluir el ajo para preparar las comidas. Este es un alimento natural que desde la antigüedad ha demostrado sus múltiples beneficios para la salud como es su capacidad natural para [desintoxicar el cuerpo](#) y destruir parásitos. El ajo es un ingrediente maravilloso para sazonar y agregar sabor a las comidas e incluso como ingrediente para preparar [jugos naturales](#) que desintoxican el cuerpo y recuperan nuestra salud. De hecho varios estudios han revelado que el consumo frecuente de ajo limita la producción de colesterol en el hígado (efecto similar al que producen las estatinas de las píldoras farmacéuticas pero sin los efectos secundarios dañinos) además de reducir la acumulación de placa en las arterias y en las venas que rodean al corazón.

> Siempre recuerde cocinar sus alimentos con un poco de aceite de oliva, un poco de cebolla y ajo para asegurarse de obtener todos estos beneficios de forma natural mientras se alimenta bien y le agrega sabor a sus comidas. La dieta mediterránea es una dieta especialmente saludable para el corazón en

donde el ajo está presente como ingrediente. El ajo también estimula el buen flujo de la sangre y regula la presión arterial.

Otra solución natural que debemos implementar en nuestra conducta cuando se trata de nuestra alimentación es la de eliminar ciertos alimentos de nuestra dieta como son:

- Las carnes de ganado vacuno, carnes rojas en general
- La carne de cerdo
- Las partes oscuras del pollo (preferiblemente consumir solo pechuga de pollo sin piel)
- Quesos y mantequillas

La Soja - alta en fibra, baja en grasas saturadas y libres de colesterol – esta es la única proteína de origen vegetal completa, lo que significa que su contenido de proteína equivale al de fuentes animales como la carne roja y los productos lácteos. Estudios publicados por "The Journal of Nutrition" encontraron que el consumo de soja de forma frecuente puede reducir el colesterol LDL en casi un 8 a 10 por ciento. La proteína de soja es un excelente sustituto de la carne roja y es uno de los mejores alimentos reductores del colesterol.

El té verde: estudios recientes también han logrado demostrar la capacidad del **té verde** para reducir los niveles de colesterol malo en la sangre cuando es consumido con regularidad. El té verde es también un excelente anti-oxidante natural que tiene múltiples beneficios para la buena salud, bébalo todos los días con unas gotas de zumo de limón para aumentar su poder desintoxicante. El té verde tiene un alto contenido de flavonoides, especialmente un anti-oxidante conocido como epigallocatechin gallate o EGCG que protege las células del cuerpo de toxinas y de los radicales libres.

Un estudio realizado en Brasil también demostró que el té verde logra reducir los niveles de colesterol LDL gracias a sus componentes anti-oxidantes. En este estudio un grupo de personas que presentaban niveles altos de colesterol fueron seleccionadas para consumir extracto de té verde en cápsulas y el resultado fue de una reducción de un 4,5 por ciento en los niveles de colesterol LDL.

¿Cuánto te verde es bueno consumir? No existen datos exactos en relación a cuantas tazas de té verde se deben consumir para reducir los niveles de colesterol, lo que sí se sabe es que su consumo frecuente ya sea en forma de extracto o como bebida saludable contribuye a lograr este objetivo de forma natural y sin el uso de medicamentos farmacéuticos que combinado con una dieta sana lograrán el propósito de bajar el colesterol sin el deterioro de nuestra salud.

El poder antioxidante del té verde también protege el revestimiento de las arterias, así como también previene la oxidación del colesterol y la formación de placa o acumulación de grasa en las arterias. Los polifenoles en el té verde ayudan al aumento del colesterol HDL (bueno)

Una buena costumbre es beber una taza de té verde con limón después de cada comida y antes de acostarnos y en la mañana en ayunas para empezar el día. Estos son hábitos saludables que se adquieren fácilmente y que son mucho mejores para nuestra salud que la costumbre de tomar pastillas para calmar cualquier síntoma que se presenta en nuestro cuerpo. Los síntomas son avisos que nos da el cuerpo y no son necesariamente enfermedades que hay que atacar con un coctel te pastillas farmacéuticas.

La Niacina o vitamina B-3 ayuda a bajar los niveles de colesterol LDL hasta en un 10% y a su vez eleva los niveles de colesterol bueno o HDL en un 15% a un 30%. Sin embargo el consumo de esta vitamina tiene algunos efectos secundarios y es mejor limitar su consumo o hacerlo bajo la supervisión de un médico.

Varios estudios han demostrado las propiedades del cromo para reducir los niveles de colesterol y aumentar los niveles de HDL. Una combinación de niacina y cromo proporciona resultados más efectivos en la reducción del colesterol que utilizando tan solo la niacina y es un régimen más seguro el utilizar esta combinación sin necesidad de supervisión médica. Se puede combinar 100 mg de niacina con 200 mg de cromo para obtener una dosis adecuada al día que también logra controlar y regular la presión sanguínea y mejora el metabolismo de los azúcares.

La niacina es una forma de vitamina B3 y se puede encontrar en alimentos como los vegetales de hoja verde, los frijoles y los cereales de grano entero. También se la puede encontrar en forma de suplementos y también promueve el metabolismo de los carbohidratos al tiempo que mejora la circulación.

Recuerde incluir en su nueva dieta las grasas mono-insaturadas que se encuentran principalmente en el aceite de oliva, el aguacate pues no sólo a reducen el LDL sino que también pueden aumentar el HDL o colesterol bueno.

Otra excelente alternativa natural para disminuir los niveles de colesterol es mezclar el polvo de psyllium (un suplemento de fibra) con agua y beberlo con frecuencia. Esta es una forma de medicina natural que funciona muy bien para controlar el colesterol reduciendo sus niveles en un 5 a 10 porciento. Tómelo en moderación, puede agregar 2 cucharaditas de este suplemento de fibra en polvo a un vaso de agua pura y beberlo unas 3 veces al día entre comidas mientras nivela sus niveles de colesterol (puede tener un efecto laxante y también ayuda con la limpieza del colon).

El magnesio es otro nutriente muy útil para tratar el colesterol elevado. Según estudios realizados por investigadores en USA una dosis de magnesio de 430 mg por día demostró reducir los niveles de colesterol y aumentar los niveles de HDL. Es importante incluir en nuestra dieta alimentos ricos en magnesio como el cacao en polvo, las semillas de sésamo, semillas de lino, semillas de calabaza y las almendras. Las verduras de hojas verdes como la acelga y la espinaca tienen un buen contenido de magnesio. Los frijoles, los aguacates y los plátanos también pueden incluirse en esta lista.

Por otra parte el cloruro de magnesio es muy bueno para mantener regulados los niveles de colesterol en el cuerpo ya que ayuda a disminuir los lípidos (las grasas) en la sangre y la reduce el riesgo de arterosclerosis.

La siguiente es la receta para la preparación del cloruro de magnesio:

- 1 litro de agua hervido
- Un sobre de 33 gramos de Cloruro de Magnesio (puede comprarlo en las farmacias o tiendas naturistas)
- Mezclar bien en un envase de vidrio una vez el agua este fría
- Guardar esta mezcla a temperatura ambiente para beberla luego

La dosis que se debe ingerir es 1/2 taza pequeña por las mañanas. El cloruro de magnesio no es un químico sino un elemento natural y no crea dependencia y es compatible con otros alimentos. Beberlo también ayuda a la prevención del cáncer, mejora la función de los riñones eliminando el ácido úrico y evitando la artritis y ayuda con el metabolismo de los carbohidratos y las proteínas.

Una copa de vino tinto: una copa de vino tinto puede aumentar los niveles de colesterol bueno HDL hasta en un 5 a 15 por ciento gracias a su contenido de polifenoles antioxidantes que también regulan los niveles de LDL o colesterol malo. El mismo beneficio se puede obtener al beber jugo natural de uva (sin azúcar). De hecho el vino forma parte de una de las dietas más saludables del mundo, la [Dieta Mediterránea](), y según estudios realizados por diferentes investigadores una dieta rica en alimentos con vitamina E como el aceite de oliva, los vegetales y las nueces en combinación con una copa de vino al día logran disminuir la incidencia de un ataque al corazón o de un derrame cerebral hasta en un 30%.

La vitamina E promueve la circulación de la sangre previniendo que se presenten coágulos y los polifenoles del vino protegen los tejidos de los vasos sanguíneos mejorando la salud cardiovascular. El resveratrol, antioxidante del vino tinto, puede ser uno de los anti-oxidantes responsables de las bondades del vino tanto para bajar el colesterol como para prevenir la formación de coágulos según la Mayo Clinic de USA.

Las aceitunas también deben entrar en su nuevo arsenal de remedios naturales para reducir el colesterol. Según evaluaciones hechas por La Autoridad Europea de Seguridad Alimentaria (EFSA) el consumo de aceitunas logra evitar la oxidación de las partículas del colesterol LDL (malo) y tiene un efecto benéfico para nuestro organismo. Las aceitunas contienen polifenoles que tienen efectos en la reducción de los marcadores de oxidación del colesterol LDL. Las aceitunas son precisamente la materia prima para la elaboración del aceite de oliva que consecuentemente también ayuda a la baja en los niveles del colesterol.

Las aceitunas son un aperitivo ideal aunque debe limitarse su consumo por su alto contenido de sodio ya que se conservan en salmuera. En cantidades moderadas es un magnifico alimento para una dieta reductora del colesterol. Un buen truco para lograr reducir el contenido de sal de las aceitunas es dejarlas en remojo por una noche en agua pura y luego escurrirlas para disminuir el contenido de sodio.

>El vinagre de manzana es otro complemento ideal para mantener a raya los niveles de colesterol. Puede beberlo cada día como remedio natural mezclando una cucharada de este en un vaso de agua pura y un poco de miel de abejas orgánica para endulzar. Otra alternativa es ingerir el vinagre de manzana mezclándolo con un té de hierbas en la mañana o a cualquier hora del día o antes de dormir. También sirve para condimentar ensaladas saludables y es un ingrediente excelente para reducir la grasa corporal

de forma natural e incluso se puede mezclar con recetas de jugos naturales para bajar de peso y reducir el colesterol.

El té de diente de león es también otra alternativa no farmacéutica para lograr bajar el colesterol malo sin recurrir a la medicina tradicional. Esta es una hierba medicinal natural que ha ganado popularidad por sus propiedades y bondades medicinales naturales entre las que se cuentan su poder para disminuir los niveles de colesterol. Una buena forma de consumir esta hierba es bebiéndola en forma de té de diente de león orgánico o en forma de infusión. Esta infusión contiene los antioxidantes del diente de león que actúan para la reducción de las grasas en la sangre, estos anti-oxidantes son esteroles y terpenos que no permiten la acumulación de grasa en la sangre.

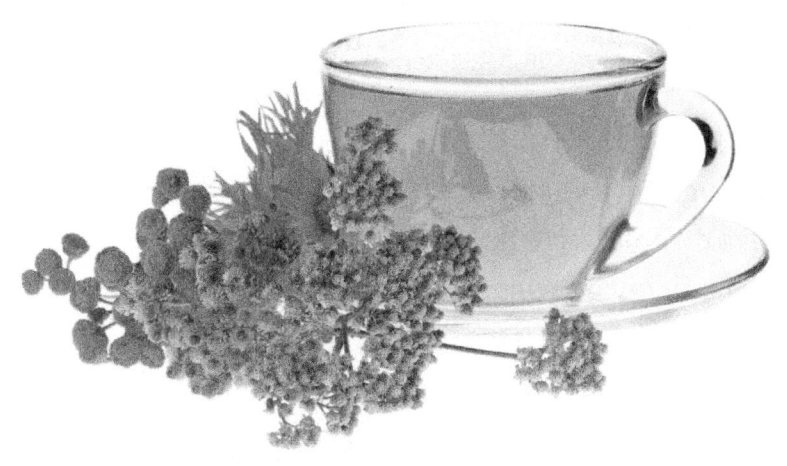

Receta de Infusión de Diente de León:

Ingredientes:

2 cucharadas de diente de león

1 y ½ taza de agua pura

Método:

Llevar el agua a ebullición hirviéndola junto con la hierba de diente de león por unos 10 minutos

Dejar reposar por unos 10 minutos aproximadamente

Finalmente colar esta mezcla y luego beberla. Para lograr los efectos reductores del colesterol se debe beber una taza

3 veces al día después de cada comida ya sea de esta infusión o de un té orgánico de diente de león.

Beber jugo de tomate también puede ayudar a reducir los niveles de colesterol de acuerdo a un nuevo estudio ya que contiene licopeno (una sustancia anti-oxidante que le da el color rojo a los tomates) que disminuye el LDL hasta en un 10%. No solo beberlo es benéfico para nuestra salud, el tomate es un excelente ingrediente para preparar ensaladas e incluso jugos naturales que desintoxican el cuerpo y se cuenta entre los [súper alimentos](#) más saludables que nos ofrece la naturaleza.

Comer una o dos manzanas al día es un excelente remedio natural para reducir el colesterol malo con efectos incluso más efectivos que los de las drogas farmacéuticas según estudios realizados recientemente (reducción del colesterol hasta en un 40%). Esta deliciosa fruta contiene pectina que se adhiere al colesterol malo expulsándolo del cuerpo además de contener grandes cantidades de fibra dietética.

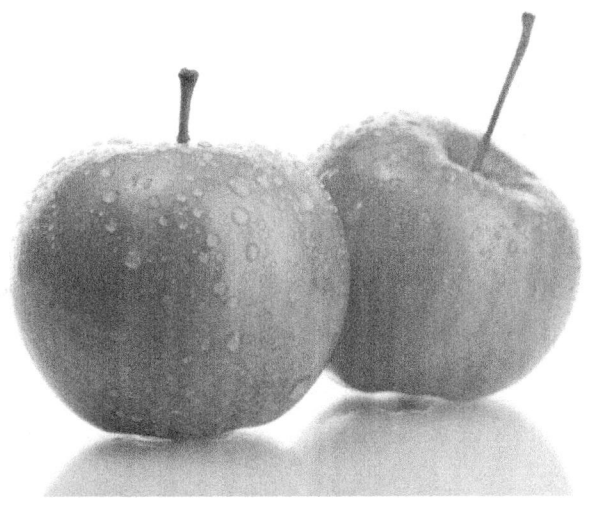

No olvide dedicar el tiempo que su cuerpo necesita para dormir. De acuerdo a estudios realizados por investigadores de la Universidad de Pennsylvania que examinaron los hábitos de sueño de un grupo de varios adultos, se encontró que aquellos que dormían 5 horas o menos al día por un periodo largo de tiempo reportaban niveles de colesterol más alto y problemas de presión alta. Este estudio también encontró que a medida que la gente dormía más horas y sobretodo que alcanzaba un nivel de sueño profundo adecuado presentaba mejores niveles de colesterol.

En términos generales las personas que reportaron un nivel de sueño menos profundo a muy corto presentaban mayores niveles de colesterol así que es una excelente idea beber un té verde relajante con unas gotas de zumo de limón antes de dormir para alcanzar un sueño profundo. Estudios realizados por Harvard Health en USA asocian el consumo de té verde con limón con una serie de beneficios para la salud como son la reducción de los niveles de colesterol malo así como la prevención de cáncer y enfermedades cardiovasculares. El consumo de té verde también reduce las probabilidades de que se presenten coágulos de sangre.

Alimentarse con espinacas: las vitaminas presentes en este delicioso vegetal de hoja verde lo hacen un alimento maravilloso para prevenir la oxidación del colesterol y también disminuye el riesgo de arterosclerosis. Así que este debe ser un vegetal infaltable a partir de ahora en su nueva dieta más saludable y está presente en algunas de las recetas de este libro.

El extracto de hoja de alcachofa logro demostrar su poder reductor del colesterol de acuerdo a pruebas hechas por investigadores Alemanes en más de 150 adultos con niveles altos de colesterol. En estas pruebas se logró demostrar que el grupo de participantes que ingirió extracto de hoja de alcachofa experimento una reducción en los niveles de LDL (lipoproteína e baja densidad) hasta en un 23% en comparación con el grupo de participantes que tan solo tomo un placebo.

Un nuevo estudio en humanos muestra que los polifenoles presentes en la fresa pueden disminuir significativamente el riesgo de enfermedad cardiovascular y pueden disminuir el colesterol LDL (malo) hasta en un 13% y los triglicéridos hasta en un 20% cuando se consume este alimento de la naturaleza con frecuencia. Las fresas deben entonces entrar a formar parte de sus nuevos menús saludables y son ideales para preparar sabrosas ensaladas y jugos naturales o para comerlas solas en su estado fresco y crudo, prefiera las fresas orgánicas y no olvide lavarlas muy bien antes de ingerir para limpiar cualquier residuo de pesticidas.

Las hierbas naturales también deben entrar a formar parte de su nuevo arsenal natural para reducir los niveles de colesterol son tener que recurrir a los fármacos. Entre las mejores hierbas naturales para lograr este propósito se cuentan las siguientes:

- El Capsicum: esta es una hierba de sabor picante que tiene propiedades estimulantes que ayudan a bajar el colesterol y a mejorar el flujo de la sangre al tiempo que reducen las toxinas del cuerpo. Esta hierba está presente en la pimienta de cayena que sirve para condimentar las comidas.

- El Guggul, esta es una hierba que contiene un número de compuestos, tales como aceites, resina y goma que se han demostrado ser buenos en la reducción natural de los niveles de colesterol. Esto incluye una reducción de los niveles de triglicéridos. Se puede ingerir esta hierba en forma de suplementos naturales en capsulas.

- Las semillas de la alholva: esta es una hierba que contiene lisina y alcaloides, las semillas de alhova tienen propiedades que disminuyen el colesterol malo en la sangre sin afectar negativamente el colesterol bueno. Las semillas de alhova contienen una sustancia llamada saponinos steroidal que inhiben la absorción de colesterol en los intestinos y también la producción de colesterol en el hígado de forma natural. Estas semillas se pueden ingerir en forma de polvo unas tres veces al día junto con las comidas una cantidad de 10 a 30 gramos o una cucharada que se puede espolvorear sobre la comida o mezclar con agua para beber.

Un factor esencial que no debemos olvidar es mantener un cuerpo activo, el ejercicio es fundamental para la salud del corazón y para lograr disminuir los niveles de colesterol. Debe intentar dedicar al menos 30 minutos del día a una rutina de ejercicios idealmente todos los días de la semana. La mejor manera de asegurarnos de estar cumpliendo con la meta de ejercitar nuestro cuerpo es manteniendo un registro que le mantendrá motivado al mismo tiempo.

Mantener un peso un peso corporal saludable es también muy importante, al mantener un peso saludable también se reducirán los niveles de colesterol.

¿Cuál es el tipo de ejercicio es el adecuado para ayudar a controlar el colesterol alto? Si su objetivo es reducir el LDL o colesterol "malo" y aumentar el colesterol HDL o colesterol "bueno", el ejercicio aeróbico es el mejor. De hecho el ejercicio aeróbico ha demostrado en varios estudios su capacidad para disminuir el colesterol LDL y aumentar el colesterol HDL. Uno de los ejercicios más placenteros y más fáciles de realizar es caminar, otros ejercicios como la natación, jugar tenis, correr, y montar en bicicleta también da excelentes resultados.

Lo importante aquí es la consistencia, no ganamos nada con salir muy animados un día a caminar y las semanas siguientes volver a la rutina del sedentarismo, necesitamos ser consistentes para lograr el objetivo de bajar el colesterol con una buena dieta, movimiento y sin recurrir a las drogas o píldoras farmacéuticas. Una vez que adquirimos el hábito el cuerpo mismo nos irá pidiendo que sigamos ejercitándonos, no solo es saludable sino que es relajante y nos ayuda a disipar la mente del estrés de la vida contemporánea.

De hecho los niveles altos de estrés liberan una hormona llamada catecolamina o amino-hormonas que aumenta la acumulación de lípidos en las arterias así que es una excelente terapia de relajamiento empezar a caminar todos los días al menos 30 minutos. Lo ideal es ponerse en contacto con la naturaleza cuando lo haga, en un parque o en un lugar en donde pueda conectarse con un entorno natural para relajar su mente y su cuerpo al máximo.

Otra recomendación esencial es la de reducir el consumo de sodio, este generalmente se encuentra en alimentos empacados altamente procesados y congelados que contienen generalmente una lista interminable de ingredientes difíciles de pronunciar y entender. Debemos alejarnos de este tipo de "alimentos" altamente procesados industrialmente tanto como podamos y adoptar una dieta más natural y orgánica. Así como es importante incorporar en nuestra dieta alimentos que nos ayuden a reducir los niveles de LDL o colesterol malo también es esencial incluir aquellos que ayudan a elevar los niveles del HDL o colesterol bueno. La siguiente es una lista de estos alimentos:

La cebolla, el aceite de oliva extra-virgen, el ajo, las almendras, los alimentos ricos en vitamina C como el brócoli y las naranjas, los alimentos ricos en beta-caroteno como las espinacas y las zanahorias, una copa de vino tinto al día, las ostras y los mejillones y pescados como el salmón, el atún y las sardinas.

Su primera prioridad debe ser la de adoptar una dieta balanceada y saludable que incluya frutas frescas, verduras, granos enteros, frijoles, reemplazar la leche entera por leche de almendras, proteínas magras y grasas no saturadas y preparar alimentos y recetas para bajar el colesterol como las que se encuentran en este libro. También es esencial mantener un hígado saludable para ayudar a metabolizar el colesterol.

Descubra Como Eliminar La Acumulación de Grasa en Las Arterias de Forma Natural

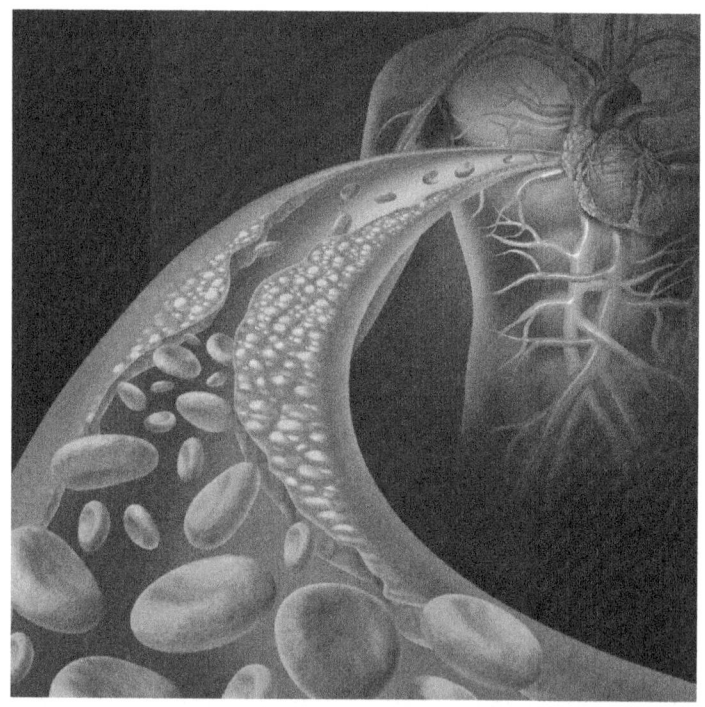

Para mantener un corazón en buen funcionamiento es esencial introducir en nuestra dieta anti-colesterol alimentos con antioxidantes, fibra soluble y grasas saludables. Existen varios alimentos que pueden ayudar a eliminar la acumulación de depósitos de grasa en las arterias y también ayudan a reducir la inflamación y a controlar la presión sanguínea.

La siguiente es una lista de estos alimentos que no solamente son buenos para reducir el colesterol de forma natural sino también para fomentar la absorción de nutrientes, para mejorar la piel y para mejorar nuestra salud en general. Recuerde siempre que nuestra salud puede mejorar sin la necesidad del uso de fármacos y químicos, esta lista de alimentos también le ayudará a desintoxicar el cuerpo y a incrementar los niveles de energía.

El aguacate: estudios recientes han demostrado las propiedades y bondades del consumo del aguacate para mejorar los niveles de colesterol bueno en la sangre hasta en un 11% y para reducir el nivel de triglicéridos y colesterol LDL (malo) hasta en un 22%. Es bueno recordar que el colesterol bueno es aquel que ayuda a mantener las arterias libres de obstrucciones y de la formación de placa. El aguacate se cuenta entre los mejores alimentos que la naturaleza nos provee y es de hecho un súper alimento con propiedades inmensas como proteína y unos 11 gramos de fibra por aguacate. También está lleno de anti-oxidantes y es un ingrediente perfecto para ensaladas saludables e incluso para preparar emparedados o bocadillos que en lugar de mayonesa utilizan el aguacate para darles un sabor cremoso y delicioso que se mezcla muy bien con otros ingredientes y con pan integral.

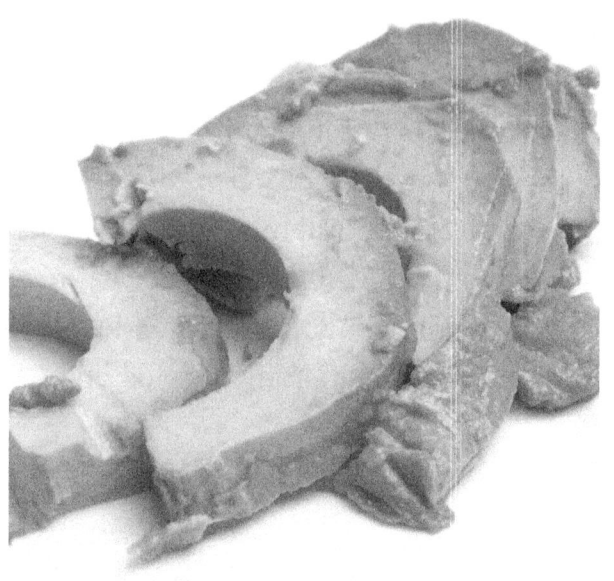

Los Espárragos: este es uno de los mejores alimentos que existen para limpiar las arterias de forma natural y sin químicos. Contiene vitaminas como la vitamina B1, vitamina K, vitamina C, E y B2 además de tener un gran contenido de fibra y minerales. Así que es una excelente idea incluir este alimento en su nueva dieta más saludable para preparar ensaladas y para acompañar las comidas. Para preservar todos sus anti-oxidantes y nutrientes es mejor prepararlo al vapor o incluso como ingrediente de deliciosos jugos naturales.

El Brócoli: este delicioso vegetal tiene la capacidad de prevenir la calcificación y el endurecimiento de las arterias de forma natural gracias a su buen contenido de vitamina K. Consumirlo frecuentemente ayuda a prevenir la oxidación del colesterol LDL que puede conducir a problemas cardiacos serios. El brócoli también contribuye a la normalización de la presión sanguínea y es una excelente fuente de fibra dietética. Recuerde cocinarlo también al vapor pues de esta forma no se destruyen los nutrientes ni su fibra. Esta fibra se junta con los ácidos biliares que produce el cuerpo en el tracto digestivo dando como resultado una reducción del colesterol.

Canela: la canela además de tener un sabor único y muy sabroso es un excelente ingrediente natural para reducir los riesgos de enfermedades al corazón. Tan solo una cucharada de canela en polvo al día puede reducir los niveles de colesterol mientras ayuda a limpiar y a prevenir la formación de placas de grasa en las arterias.

Estas placas pueden obstruir las arterias con el tiempo provocando la formación de coágulos (o trombo) y aterosclerosis (endurecimiento de las arterias), así que la canela es un alimento ideal muy fácil de consumir para prevenir y limpiar la formación de estas placas. Según investigadores del Centro de Investigación de Nutrición Humana en Maryland USA el consumo de canela logra reducir los niveles de LDL y triglicéridos notablemente. Para lograr este efecto lo mejor es consumir una infusión de canela cada día.

La siguiente es una receta sencilla que puede prepararse para beber esta infusión todos los días:

En una taza de agua pura hirviendo combinar una bolsa de té verde con una cucharadita de canela en polvo y dejar reposar por unos 10 minutos aproximadamente. Este se te puede endulzar con un poco de zumo de naranja para agregar un sabor dulce suave además de vitamina C (excelente para controlar los niveles de colesterol). Asegúrese de usar la canela como condimento de otros alimentos para darles sabor y para aprovechar su poder reductor del colesterol. Una deliciosa ensalada de frutas con canela en polvo es una receta muy sencilla y muy saludable.

El Jugo de Granada: este delicioso jugo natural está cargado de anti-oxidantes, incluso más que los que se encuentran en las naranjas y en las moras haciéndolo un alimento natural muy efectivo para limpiar las arterias y las venas. De hecho experimentos realizados por científicos italianos e investigadores estadounidenses descubrieron sus bondades para evitar que se presente la aterosclerosis y el taponamiento de las venas. En varios de estos estudios se encontró que el consumo de granada estimula una enzima llamada paraoxonase-1 que el cuerpo necesita para ayudar al colesterol HDL (colesterol, bueno) a descomponer las grasas dañadas y el colesterol LDL (malo) dañado, evitando así reacciones en cadena de radicales libres que de otro modo conducen al endurecimiento de las arterias o pueden dañar el HDL.

Consumir pomelos o toronjas: los pomelos son uno de los mejores alimentos para reducir de forma natural el colesterol. Este jugoso y delicioso fruto de la naturaleza contiene un tipo de fibra soluble llamada ácido galacturonico que no solo ayuda a bajar los niveles de colesterol malo sino que también puede ayudar a disolver la placa que se pueda haber formado en las arterias. De acuerdo a un estudio realizado en USA en la Universidad de la Florida por el Dr. James Cerda el consumo de 2 pomelos o toronjas al día puede reducir el colesterol hasta en un 10%. Este estudio también concluyo que después de un periodo consumiendo toronjas o pomelos la salud de las arterias mejoraba en las personas que los introdujeron en su dieta diaria.

La combinación de limón y ajo es una excelente formula natural para limpiar los vasos sanguíneos, para disminuir el riesgo de aterosclerosis y para disminuir los niveles de colesterol malo. De hecho esta es una fórmula que se ha utilizado en la medicina natural antigua con efectos muy positivos para la salud. Esta fórmula de origen natural también previene la formación de células cancerígenas y el consumo del ajo ayuda a la regeneración celular y tiene propiedades anti-envejecimiento gracias a su buena carga de anti-oxidantes.

La siguiente es la receta de este maravilloso remedio natural hecho a partir del ajo y del limón para limpiar las arterias:

Ingredientes:

- 4 limones orgánicos (con cascara incluida)
- 4 cabezas de ajo orgánico
- 3 litro de agua hervida (mezclar cuando este tibia el agua)

Método:

El primer paso es lavar bien los limones y el ajo y luego cortarlos en trozos y colocarlos en un recipiente.

Luego se debe vaciar el agua cuando este tibia sobre los trozos de limón y de ajo en el recipiente. Mesclar bien triturando los ingredientes en el agua y una vez se logre una consistencia uniforme se debe verter el contenido en 3 frascos de vidrio con tapa hasta llenarlos. Una vez cerrados los frascos llevarlos a la nevera y dejarlos reposar allí por 3 días, luego de estos 3 días se debe colar la mezcla utilizando un colador de cocina y se debe guardar en la nevera para luego beber esta fórmula limpiadora natural.

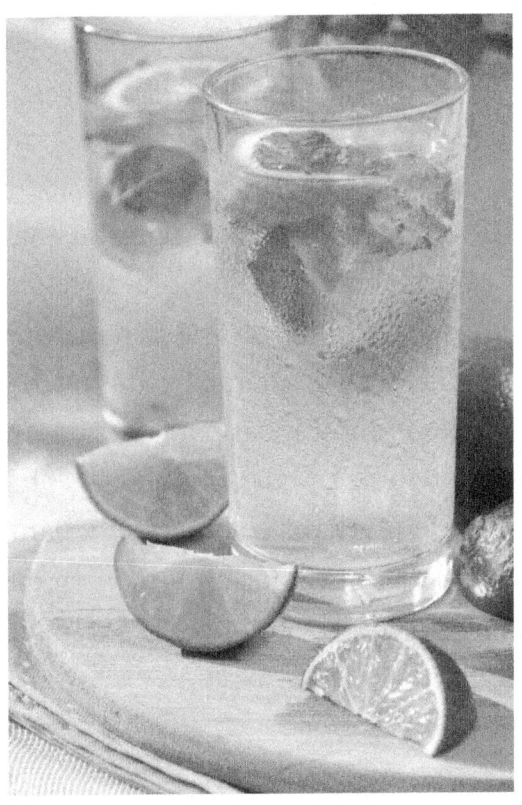

Esta poción natural se debe beber antes de cada comida principal (3 veces al día). Para empezar es recomendable 1 o 2 cucharadas mientras el cuerpo se adapta y luego aumentar la dosis a unos 50 ml (2 copitas de tamaño pequeño o 4 cucharadas) antes de comer. Este es un tratamiento efectivo y muy fácil de practicar, su duración es de 30 días y es recomendable hacerlo una vez al año para mantener limpias y sanas las arterias. Esta es una excelente práctica que nos ayuda a bajar de peso, a mejorar la circulación y disminuye el colesterol de forma natural al tiempo que ayuda a regular la presión sanguínea. No olvidar el vaso de agua con limón diariamente para mantener desintoxicado el organismo.

Consumir Manzanas con frecuencia: Las manzanas contienen una buena cantidad de fibra dietética y pectina que como hemos visto antes se une con el colesterol además de contener anti-oxidantes y flavonoides que las hacen un alimento natural ideal para disminuir el riesgo de enfermedades del corazón hasta en un 50%. Estas deben ser un componente infaltable de una dieta para reducir el colesterol y se pueden mezclar muy bien en ensaladas, en jugos naturales o comerlas enteras preferiblemente orgánicas y bien lavadas.

Los Arándanos: este es verdaderamente un alimento casi milagroso pues sus propiedades y bondades son enormes. Su consumo frecuente ayuda a mejorar la memoria, nos protege contra enfermedades del corazón, ayuda a mejorar la digestión y reduce el riego de que se presente la enfermedad de Alzheimer y la demencia. También tienen un poder desintoxicante significativo ya que sus anti-oxidantes nos protegen de las toxinas de metales pesados.

Lo más sorprendente de este delicioso fruto es que según un estudio realizado por "The Journal of The Academy of Nutrition and Dietetics" en USA, el consumo diario de este súper alimento que nos brinda la naturaleza logra mejorar la presión sanguínea de forma natural y además ayuda a relajar los vasos sanguíneos ensanchándolos hasta en un 68%. Esto se traduce en una reducción de la hipertensión y una reducción en los riesgos de enfermedades cardiovasculares.

Los arándanos también contienen un poderoso antioxidante llamado pterostilbene que ayuda reducir el colesterol malo. Nuevas investigaciones revelan que esta increíble fruta tiene la capacidad de disminuir la producción de reductasa (HMG-CoA – la enzima principal que produce colesterol en nuestro cuerpo) de forma natural y segura a diferencia de las estatinas de las drogas farmacéuticas que tienen el mismo objetivo pero terminan por dañar nuestra salud.

Sin duda alguna es mucho mejor para la salud del hígado consumir **arándanos llenos de nutrientes** que una creación farmacéutica que nos pasará la cuenta de cobro más tarde.

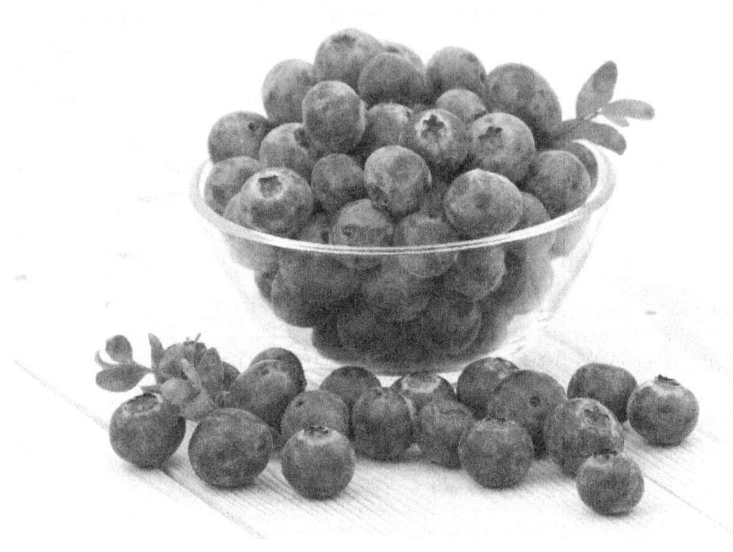

En estudios hechos con animales por investigadores del Departamento de Agricultura de USA se logró demostrar una reducción de hasta un 22% del colesterol luego de recibir suplementos alimenticios a partir de los arándanos. De acuerdo a este estudio el consumo de arándanos de forma regular y frecuente logra absorber el exceso de colesterol gracias a su contenido de fibra dietética natural además de estimular la síntesis de la bilis logrando liberar más colesterol hacia el tracto digestivo para luego ser eliminado del cuerpo.

Esto demuestra la capacidad de nuestro cuerpo para autorregularse cuando le suministramos los alimentos adecuados que a diferencia de las toxinas de las estatinas que afectan el hígado, el consumo de este tipo de antioxidantes si mejoran nuestra salud.

La siguiente es una receta deliciosa y súper saludable de un batido natural que contiene arándanos para reducir el colesterol:

Ingredientes:

- 1 plátano orgánico, rebanado
- 1 taza de arándanos orgánicos
- 2 tazas de col rizada orgánica
- ½ taza de avena, cocida
- 2 cucharadas de cacao en polvo crudo (rico en antioxidantes y mejor que el chocolate procesado)
- ½ taza de almendras orgánicas

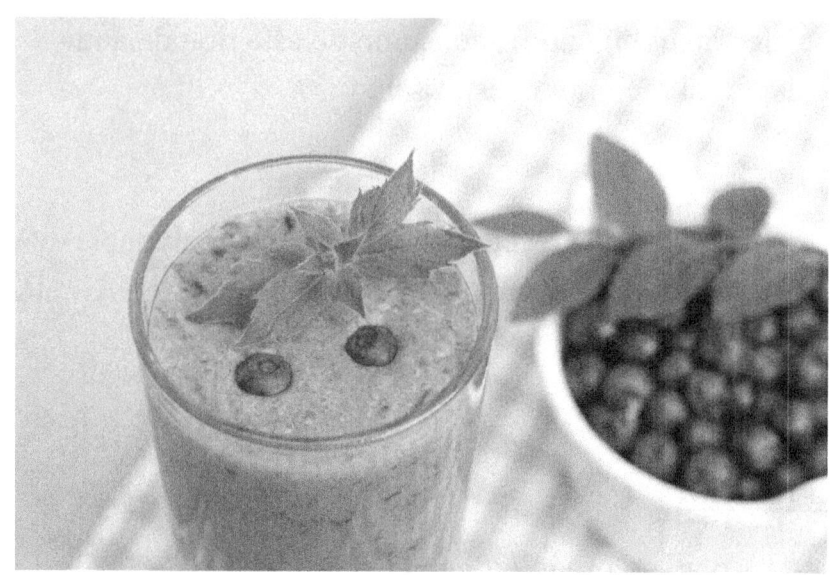

Método:

Llenar el vaso de la licuadora con agua pura (1/3 del vaso de la licuadora aproximadamente) y luego agregar los otros ingredientes. Mezclar bien hasta alcanzar una consistencia uniforme. Puede agregar algunos cubos de hielo al gusto antes o después de batir los ingredientes en la licuadora. Este es un batido muy fácil de preparar y que se puede disfrutar en cualquier momento del día antes o después de hacer ejercicio.

Para el desayuno una receta muy fácil y saludable puede ser un delicioso plato de avena con una buena carga de anti-oxidantes como los que proveen los arándanos para reducir el colesterol. Esta combinación de fibra y anti-oxidantes es excelente para empezar un nuevo día. Para preparar la avena utilizar leche de almendras en lugar de leche entera y espolvorear con canela.

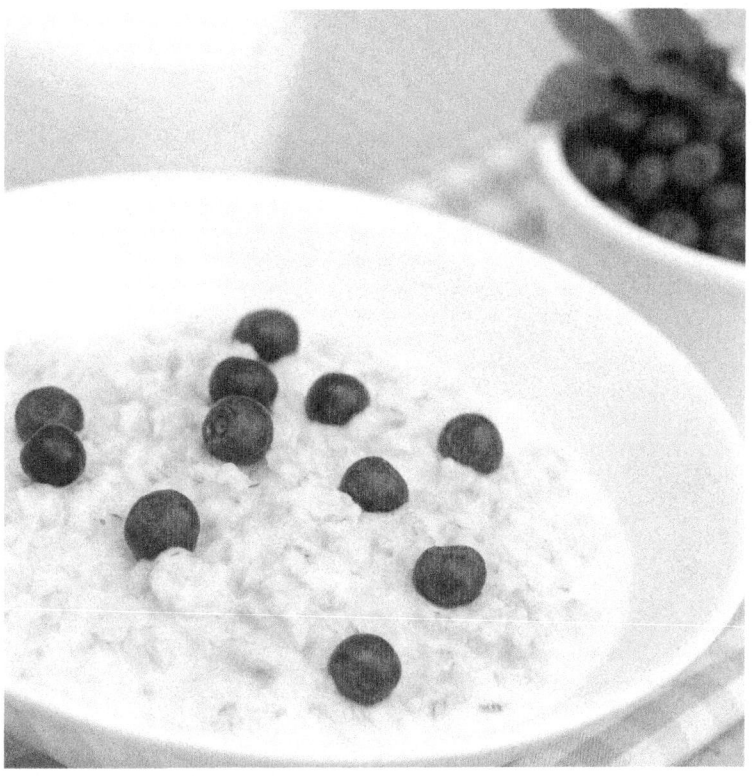

Cuando combinamos una dieta saludable con nutrientes que metabolizan el colesterol estamos desintoxicando nuestro cuerpo y reduciendo el colesterol sin necesidad de fármacos. Las estatinas no producen un cuerpo sano, son drogas de impacto que envenenan nuestro sistema poco a poco y que no van en armonía con la naturaleza. Se puede ingerir arándanos en forma de suplementos naturales aunque yo prefiero consumir la fruta pura o como ingrediente de zumos naturales pues tiene un sabor y una textura deliciosa.

Colección de Recetas Saludables Para Bajar el Colesterol

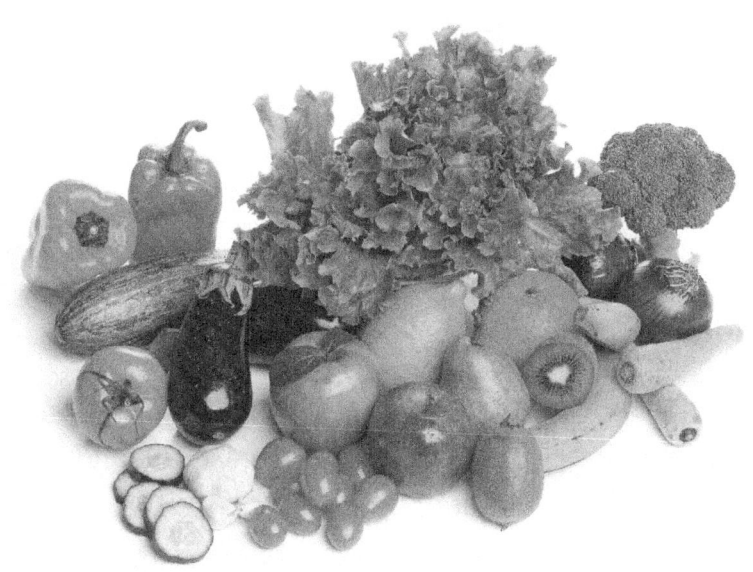

Delicioso Platillo de Espinacas y Ajo Salteado

Esta es una receta muy sencilla y rápida de preparar que como hemos visto antes contiene dos componentes esenciales para reducir el colesterol de forma natural, el ajo y las espinacas.

Ingredientes:

1 1/2 libras de hojas de espinaca

2 cucharadas de aceite de oliva extra-virgen

2 cucharadas de ajo orgánico picado (6 dientes)

2 cucharaditas de sal marina

3/4 cucharadita de pimienta negra recién molida

1 limón orgánico

Método:

Enjuagar bien las espinacas en agua fría para asegurarse de que este bien limpias. Secar las espinacas utilizando un colador para dejar drenar el agua o si es posible utilizando un spinner para ensaladas dejándolas apenas un poco húmedas.

Luego utilizar un sartén grande con aceite de oliva extra-virgen para saltear el ajo a fuego medio durante un minuto aprox. Sin dejar que se dore. Luego añadir a la sartén con el ajo salteado la espinaca, la pimienta negra, la sal marina y mezclar bien el aceite con el ajo. Tapar la sartén y cocinar por unos dos minutos aproximadamente.

Luego destapar la sartén y reducir la temperatura a fuego bajo y cocinar por un minuto más mezclando bien los ingredientes con una cuchara de madera hasta que la espinaca adquiera una consistencia blanda.

Luego servir la espinaca ya mezclada en un recipiente para servir y espolvorear con unas gotas de aceite de oliva extra-virgen y con un poco de sal marina y unas gotas de zumo de limón orgánico. Servir caliente. Disfrútelo!

Tiempo total de preparación: 10 minutos

Porciones: 4

Información Nutricional:

109 Calorias109 - 6 g de Grasa – 3g de Proteína – Carbohidratos 13 g – 5 mg de colesterol – 5.5 g de Fibra - 820 mg de Sodio

Deliciosa y Nutritiva Sopa de Lentejas

Ingredientes:

2 cucharadas de aceite de oliva extra-virgen

1 taza de cebolla orgánica finamente picada

1/2 taza de zanahoria orgánica finamente picada

1/2 taza de apio orgánico finamente picado

2 cucharaditas de sal marina

1 libra de lentejas, enjuagadas

1 taza de tomates orgánicos pelados y picados

2 cuartos de pechuga de pollo o caldo de verduras

1/2 cucharadita de cilantro recién molida

1/2 cucharadita de comino recién tostado

1/2 cucharadita de pimienta negra molida

Método:

1. Calentar a fuego medio el aceite de oliva extra-virgen en una sartén grande. Una vez caliente, añadir la zanahoria, el apio, la cebolla y la sal marina y calentar hasta por unos 7 minutos más hasta que las cebollas estén transparentes.

2. Añadir el caldo, las lentejas, el cilantro, el comino, los tomates y la pimienta negra molida y revolver para mezclar. Subir la temperatura a fuego a alto y llevar a ebullición.

3. Reduzca el fuego a bajo, tape y cocine a fuego lento hasta que las lentejas estén tiernas, aproximadamente unos 40 minutos.

4. Luego mezclar con la batidora o licuadora hasta que adquiera una consistencia de puré al gusto. Servir de inmediato y disfrutar!

Tiempo total de preparación de esta receta: 1 hora 15 min

Rinde: 6 porciones

Información Nutricional:

372 Calorías – 8 g de Grasa - 24 g de Proteína – 55 g de Carbohidratos 5 g de Azúcar – 13 g de Fibra Dietética – 10 mg de Colesterol – 762 mg de Sodio

Deliciosa y Crujiente Col Rizada

Esta es una receta súper fácil que le ayudará a calmar esos deseos de comer algo crujiente y delicioso y es una excelente alternativa para reemplazar las papas o patatas fritas con una opción natural llena de nutrientes y anti-oxidantes que le ayudarán a bajar los niveles de colesterol de forma natural. Disfrútela!

Ingredientes:

1 Puñado de col rizada orgánica, lavar y secar bien

2 cucharadas de aceite de oliva extra-virgen

Sal Marina para espolvorear al gusto

Método:

1. Precaliente el horno a 275 grados F (135°C).

2. Cortar la col rizada en trozos 1 1/2 pulgadas (3.5 cm aprox.). Colocar los trozos en una bandeja para hornear y mezclar con el aceite de oliva extra-virgen

y la sal marina. Hornear hasta que estén crujientes, darle ½ vuelta a las hojas de col rizada después de unos 20 minutos para que se horneen uniformemente y queden crujientes. Servir como refrigerio saludable o "snack" a cualquier hora del día o para acompañar cualquier la comida o para picar. Puede agregar un poco de pimienta negra al gusto a estas deliciosas hojas de col rizada crujientes.

Tiempo total: 45 minutos

Rinde: 4 porciones

Información Nutricional:

93 Calorías - 7g de Grasa - 2 g de Proteína – 7g de Carbohidratos – 0 g de Azúcar 1 g Fibra - 0g de Colesterol - 312 mg de Sodio

Deliciosa Pita con Col Rizada

Ingredientes:

2 pitas de maíz integral de grano entero

1 taza de frijoles negros

1 puñado de col rizada orgánica picada y fresca

1 tomate orgánico cortado en trozos pequeños

1 aguacate orgánico cortado en rebanadas

1 pizca de comino

Método:

Hornear o tostar un poco el pan de pita hasta que esté un poco crujiente

Servir una capa de frijoles negros sobre el pan de pita horneado o tostado

Anadir un poco de col rizada esparcida sobre el pan de pita

Esparcir los trozos de tomate picado sobre los frijoles negros y la col rizada

Agregar las rebanadas de aguacate sobre el pan de pita y los demás ingredientes

Espolvorear un poco de comino al gusto

Deliciosa Receta de Humus de Garbanzo

Esta es una receta sencilla, rápida y excelente para reducir los niveles de colesterol de forma natural mientras disfruta del delicioso sabor del:"Hummus". El garbanzo tiene propiedades naturales reductoras del colesterol como son su alto contenido de fibra y sus nutrientes.

Rinde: 4 Porciones

Ingredientes:

350 g de garbanzo seco

2 dientes de ajo orgánico

Zumo de limón de 2 limones orgánicos

1 cucharada de curry

1 cucharada de aceite oliva extra-virgen

Sal marina al gusto

Paprika al gusto

Perejil orgánico picado al gusto

4 Cucharaditas de Ajonjolí

Método:

1. Dejar los garbanzos en remojo en un recipiente grande por 24 horas. Asegurarse que el contenido de agua sea de 2 veces el volumen de los garbanzos aproximadamente.

2. Luego de terminar el remojo enjuagar y escurrir los garbanzos para luego cocinarlos en agua hasta que adquieran una consistencia suave y posteriormente escurrirlos nuevamente.

3. Calentar un poco de aceite de oliva extra-virgen en un sartén de cocina anti-adherente y luego agregar el comino, el curry y el ajo y tostar por unos 2 minutos aproximadamente.

4. Luego añadir los garbanzos ya cocidos en la sartén y dejar sazonar bien por unos 2 o 3 minutos aproximadamente.

5. Luego licuar bien todos los ingredientes en la licuadora agregando el zumo de limón orgánico hasta alcanzar una consistencia homogénea suave. Para suavizar aún más esta mezcla puede agregar una o dos cucharadas más de aceite de oliva extra-virgen mientras licua.

6. Con esta mezcla bien licuada ya tenemos el "Hummus" listo. Servir en un plato hondo y espolvorear con perejil y cilantro picado al gusto. También espolvorear con ajonjolí, con comino o paprika o chile en polvo al gusto si se quiere un sabor algo picante y estimulante del metabolismo. Ahora el "Hummus" hecho en casa está listo para disfrutas sobre pan pita de grano entero o simplemente para saborear con una cuchara como delicioso refrigerio saludable a cualquier hora del día logrando bajar del colesterol de forma natural y segura mientras llena su sistema de nutrientes.

Información Nutricional:

Calorías: 365 – Proteínas: 19.3 g – Carbohidratos: 43 g – Fibra Dietética Natural: 17.6 g

Deliciosa Sopa de Verduras

Rinde: 6 - 8 Porciones

Ingredientes:

4 cucharadas de aceite de oliva extra-virgen

2 tazas de puerros picados (ajo porro, ajo-porro, poro o cebolla larga), sólo la parte blanca (de aproximadamente 3 puerros medianos)

2 cucharadas de ajo orgánico picado finamente

Sal Marina

2 tazas de zanahorias orgánicas (2 zanahorias aprox.), peladas y cortadas en rodajas

2 tazas de papas orgánicas peladas y en cubitos

2 tazas de frijoles verdes frescos

2 cuartos de caldo de pollo

4 tazas de tomates orgánicos pelados y sin semillas

2 espigas de maíz o mazorcas de maíz desgranadas

1/2 cucharadita de pimienta negra recién molida

1/4 taza de hojas de perejil orgánico fresco picado

2 cucharaditas de zumo de limón fresco

Método:

1. Calentar el aceite de oliva extra-virgen en una olla grande de cocina de fondo grueso a fuego ½ bajo. Una vez caliente, añadir los puerros o cebolla larga, el ajo y una pizca de sal marina y cocinar hasta que se ablanden por unos 8 minutos aproximadamente. Añadir las zanahorias, las judías verdes, las patatas y continuar con la cocción durante unos 5 minutos más, revolviendo ocasionalmente.

2. Añadir el caldo de pollo, aumentar el fuego a alto, y luego hervir a fuego lento. Una vez que hierve a fuego lento, añadir los tomates, la pimienta negra y los granos de maíz. Reducir el fuego a bajo, tape y cocine hasta que las verduras estén tiernas, aproximadamente por unos 25 a 30 minutos. Retirar del fuego y añadir el perejil y el zumo de limón. Sazonar al gusto con un poco de sal marina. Servir inmediatamente y disfrutar!

Tiempo total de preparación: 1 hora 25 minutos

Información Nutricional:

Calorías: 255 – Grasa 1 g – Proteína 6 g – Carbohidratos 33 g – Azúcar 8 g – Fibra Dietética 6 g – Colesterol 0 mg - Sodio 1380 mg

Deliciosa Receta de Champiñones Rellenos

Ingredientes:

1/2 taza de migas de pan seco rallado (utilizar pan integral de grano entero)

2 dientes de ajo orgánico, pelados y picados

2 cucharadas de cilantro orgánico fresco

1 cucharada de hojas de menta orgánica fresca picada

Sal Marina y Pimienta Negra recién molida

1/3 de taza de aceite de oliva extra-virgen

26 champiñones (hongos o setas) grandes (de 2 1/2 pulgadas de diámetro aprox. o 6 cm aprox.)

Método:

1. Precaliente el horno a 400 grados F. (200 ° C)

2. Mezclar el perejil, el pan rallado, el ajo, la menta, sal marina y la pimienta negra al gusto, y 2

cucharadas de aceite de oliva extra-virgen en un tazón mediano para mezclar.

3. Cubrir con una capa de acetite de oliva extra-virgen una bandeja para hornear (aproximadamente 1 cucharada de aceite de oliva extra-virgen, para cubrir). Vierta el relleno en las cavidades de las setas o champiñones y coloque en la bandeja de hornear, la cavidad hacia arriba. Rocíe el aceite de oliva restante sobre el relleno en cada hongo. Hornee hasta que los champiñones estén tiernos y el relleno esté caliente y dorado en la parte superior, por unos 25 minutos aproximadamente. Servir y disfrutar!

Tiempo total de Preparación: 35 minutos

Rinde: 28 setas, hongos o champiñones

Información Nutricional:

Calorías: 38 – 1 g de Grasa – 3 g de Proteína 2 – 2 g de Carbohidratos - 1g de Azúcar – Fibra 0 – Colesterol 8 mg – Sodio 128 mg

Deliciosa Sopa Natural de Tortilla y Pollo

Ingredientes:

1 1/2 cucharaditas de comino molido

1 1/4 cucharaditas (aprox.) de chile en polvo

1/2 cucharadita de ajo en polvo

1/2 cucharadita de sal marina o al gusto

2 pechugas de pollo sin piel y deshuesadas

2 cucharadas de aceite de oliva extra-virgen

1 taza de cebolla orgánica picada

1/4 taza de pimiento verde orgánico cortado en cubitos

1/4 taza de pimiento rojo orgánico cortado en cubitos

3 dientes de ajo orgánico picados

1 taza de tomates orgánicos picados en cubitos cortados en cubitos y chiles verdes orgánicos

4 tazas de caldo de pollo bajo en sodio

4 tazas de agua pura caliente

3 cucharadas de pasta de tomate orgánica

2 ½ tazas de frijoles negros, escurridos

3 cucharadas de harina de maíz de grano entero

5 tortillas de maíz de grano entero

Guarniciones:

1 Aguacate orgánico cortado en cuadritos

1 Cebolla roja orgánica cortada en cuadritos

Cilantro orgánico fresco picado al gusto

Crema agria baja en grasa o preferiblemente libre de grasa (puede reemplazar la crema agria por una cucharada de yogurt Griego sin azúcar)

Otros ingredientes sugeridos: pico de gallo

Método:

1. Precaliente el horno a 375 grados F. (190 ° C)

2. En un recipiente refractario de vidrio para hornear comience mezclando juntos el comino, 1 cucharadita de polvo de chile, la sal marina y el ajo en polvo. Rocíe las pechugas de pollo con 1 cucharada de aceite de oliva extra-virgen. Luego espolvorear con 1 cucharada de la mezcla de especias. Separe el resto de la mezcla de especias a un lado. Hornee

hasta que el pollo se cocine completamente por unos 15 a 20 minutos aproximadamente. Luego retire del horno. Cortar el pollo en cubos y reservar a un lado.

3. A continuación, calentar 1 cucharada del aceite de oliva extra-virgen restante en una olla grande a fuego ½ alto. Agregar el pimiento verde, la cebolla, el ajo y el pimiento rojo. Agregar una cucharada de la mezcla de especias utilizada para sazonar el pollo. Añadir un poco de chile en polvo extra (1/4 de cucharadita aprox.) para darle un sabor un tanto picante y estimulante del metabolismo (una dieta estimulante del metabolismo ayuda aumentar la masa muscular ayudando a quemar más calorías provenientes de la grasa evitando así la formación de tejido adiposo y la formación de depósitos de colesterol). Revuelva para cocinar las verduras hasta que empiecen a dorarse, unos 5 minutos.

Añadir el pollo en cubos y los tomates cortados en cubitos, jugo y todo. Añadir el caldo de pollo, el agua caliente y la pasta de tomate orgánica. Revuelva para combinar y llevar la mezcla a ebullición. Luego reducir el fuego a bajo. Agregue los frijoles negros drenados. A continuación, mezclar la harina de maíz de grano entero con 1/2 taza de agua pura. Añadir la mezcla a la olla, y luego cocine a fuego lento la sopa durante unos 10 a 15 minutos aproximadamente. Sazone añadiendo algo de sal marina al gusto, puede reemplazar la sal marina con algunas especias como el comino, la pimienta o el perejil o también pimentón. El uso de especias como el comino ayuda a bajar los niveles del colesterol de forma natural de acuerdo a [estudios](#) realizados recientemente gracias a que contiene sustancias anti-oxidantes como los flavonoides presentes en las semillas de comino.

Cortar las tortillas en tiras de 3 pulgadas (7 cm. aprox.) Mezcle las tiras de tortilla de grano entero en la sopa antes de servir para convertirla en una deliciosa sopa casera de tortilla. Apague el fuego y ahora está lista para servir y disfrutar! Sirva la sopa en platos hondos soperos, cebolla roja orgánica, añadir el aguacate, crema agria baja en grasa o sin grasa (o yogurt Griego sin azúcar), cilantro y tiras unas de tortilla extra para la parte superior para hacerla más espesa y sabrosa. Disfrútela!

Información Nutricional:

Calorías: 233 – 1 g de Grasa – 17 g de Proteína – Carbohidratos 31 g – Azúcar 4 g – 7 g de Fibra Dietética 27 – Colesterol 27 mg – Sodio 563 mg

Deliciosa Platillo de Pasta y Frijoles

Ingredientes:

2 cucharadas aceite de oliva extra-virgen

2 ramitas de romero

1 ramita de tomillo orgánico

1 hoja grande de laurel fresco orgánico o 2 hojas de laurel secas

1 cebolla orgánica mediana, finamente picada

1 zanahoria orgánica pequeña, finamente picada

1 Apio orgánico finamente picado

4 dientes de ajo orgánico, picados

Sal Marina y pimienta

2 tazas de frijoles cannellini

1 taza de pasta de tomate orgánico

2 tazas de agua pura

1 cuarto de caldo de pollo

1 1/2 tazas de pasta de grano entero orgánica

Pan tostado de grano entero crujiente para remojar

Método:

1. Calentar una olla profunda a fuego medio y añadir el aceite de oliva. Añadir los tallos de hierbas las hojas de laurel, las verduras picadas y el ajo orgánico. Sazonar los vegetales con sal marina y pimienta al gusto. Agregue los frijoles, la pasta de tomate orgánica, el agua y cocinar a fuego a alto. Llevar la sopa a ebullición y luego añadir la pasta de gran entero.

2. Luego reducir a fuego a 1/2 y cocinar la sopa revolviendo de vez en cuando por unos 7 a 8 minutos aproximadamente o hasta que la pasta esté cocida al dente. Las hojas del romero y del tomillo se separarán de los tallos a medida que se cuece la sopa. Retire los tallos de las hierbas y las hojas de laurel de la sopa y luego colocar la olla sobre la mesa en una superficie aislante del calor para no quemar la superficie. Dejar reposar la sopa por unos minutos. Luego servir la sopa en tazones y agregar un poco de pan de grano entero cortado en cubitos sobre la sopa cubriendo cada tazón de sopa y estará lista para disfrutar!

Tiempo total de preparación: 30 minutos aproximadamente

Rinde: 6 porciones grandes.

Información Nutricional:

Calorías: 365 - 10 g de Grasa – 18 g de Proteína – 50 g de Carbohidratos – 8 g de Azúcar – 9 g de Fibra 13 mg de Colesterol – 1.100 mg de Sodio

Deliciosa y Saludable Sopa de Lentejas y Verduras

Ingredientes:

1 libra de lentejas verdes francesas

3 cebollas amarillas grandes orgánicas picadas

4 tazas de puerros picados (2 puerros), sólo la parte blanca

3 dientes de ajo orgánico picado

¼ de taza de aceite de oliva extra-virgen

1 cucharada de sal marina

1 1/2 cucharaditas de pimienta negra recién molida

1 cucharada de hojas de tomillo picado fresco

1 cucharadita de comino molido

8 tallos de apio orgánico cortado en cubitos

6 zanahorias orgánicas medianas cortadas en rodajas

3 cuartos de caldo de pollo

1/4 taza pasta de tomate orgánica

2 cucharadas de vino tinto o vinagre de vino tinto

Método:

1. En un tazón grande, cubra las lentejas con agua pura hirviendo y dejar reposar durante unos 15 minutos. Escurrir.

2. En una olla grande a fuego 1/2, sofría el ajo, el puerro y la cebolla, y con el aceite de oliva, la sal marina, la pimienta, el comino y el tomillo durante 20 minutos, hasta que las verduras estén cocidas con una consistencia suave. Agregue las zanahorias y el apio y cocinar por unos diez minutos más. Añadir lentejas, la pasta de tomate y el caldo de pollo. Tapar y llevar a ebullición. Baje el fuego y cocinar hasta que las lentejas estén bien cocidas (por 1 hora aproximadamente.). Anadir los condimentos. Agregar el vino tinto y servir caliente en platos para sopa espolvoreando una cucharadita de aceite de oliva extra-virgen sobre cada plato hondo sopero.

Tiempo total de preparación: 2 horas

Rinde: de 8 a 10 porciones o tazones de sopa

Información Nutricional:

Calorías: 462 -13 g de Grasa – 25 g de Proteína – 64 g de Carbohidratos - 14 g de Azúcar – 13 g de Fibra Dietética – 11 mg de Colesterol – 1.400 mg de Sodio

Deliciosa Ensalada Refrescante de Col Rizada con Mango

Esta deliciosa receta no solo es muy fácil y rápida de preparar, contiene un súper ingrediente: **la col rizada** que es uno de los alimentos con mayor densidad de nutrientes en la naturaleza. Este vegetal pertenece a la familia de los crucíferos (Brassica oleracea) como el brócoli y el coliflor y es especialmente buena para bajar los niveles de colesterol de forma natural. Su nivel de anti-oxidantes como el beta-caroteno y flavonoides e incluso contiene una porción de ácidos grasos omega-3 además de un alto contenido de vitamina C.

Existen sustancias llamadas secuestradores de ácidos biliares que pueden unir los ácidos biliares en el sistema digestivo y evitar que sean reabsorbidos. Esto reduce la cantidad total de colesterol en el cuerpo. La col rizada contiene estas sustancias y su consumo frecuente reduce el riesgo de enfermedades al corazón.

De hecho un estudio reciente encontró que el consumo diario de zumo de col rizada durante 12 semanas aumentó el colesterol bueno (HDL) en un 27% y redujo los niveles del colesterol malo (LDL) en un 10% mientras recargaba el sistema de quienes lo consumieron con sustancias anti-oxidantes.

Según otro estudio, la col rizada preparada al vapor aumenta dramáticamente el efecto de unión de los ácidos biliares. Este estudio encontró que los efectos de la col rizada preparada al vapor son en realidad tan potente como los de algunos fármacos para reducir el colesterol pero sin los efectos adversos perjudiciales para el cuerpo humano.

Ingredientes:

1 manojo de col rizada orgánica oscura (retirar los y cortar las hojas en pequeños cortes finos)

1 limón orgánico exprimido

¼ de taza aceite de oliva extra-virgen

Sal Marina al gusto

2 cucharaditas de miel de abejas orgánica

Pimienta negra recién molida al gusto

1 mango orgánico (1 taza aprox.), cortado en cubos pequeños

1 puñado (o 2 cucharadas) de semillas de calabaza tostada

Método:

1. Anadir la col rizada a una ensaladera grande junto con el zumo de limón orgánico y un poco de sal marina al gusto y rociar con el aceite de oliva extra-virgen. Mezclar hasta que la col rizada comience a ablandarse por unos 3 minutos aproximadamente. Luego colocar a un lado mientras prepara el aderezo.

2. En un tazón pequeño, mezcle el jugo de limón restante con la miel de abejas y la pimienta negra recién molida al gusto. Mezcle con el ¼ de taza de aceite de oliva extra-virgen y batir hasta obtener un aderezo uniforme. Pruebe el aderezo y agregue más zumo de limón o sal marina y pimienta al gusto.

3. Vierta el aderezo sobre la col rizada, y añadir los trozos de mango y las semillas de calabaza tostada. Revolver y servir. Disfrútela!

Tiempo total de preparación: 20 min

Rinde: 4 porciones

Información Nutricional:

Calorías 269 - 17 gramos de Grasa - 6 g de Proteína - Total de Carbohidratos 28 gramos – 14 g de Azúcar – 4 g de Fibra 4 – 0 mg de Colesterol 170 mg de Sodio

Deliciosa Receta de Col Rizada al Vapor Estilo Mediterráneo

Ingredientes:

12 tazas de col rizada orgánica picada

2 cucharadas de jugo de limón orgánico

1 cucharada de aceite de oliva extra-virgen (agregar un poco más si es necesario)

1 cucharada de ajo orgánico picado

1 cucharadita de Salsa de Soja (utilizar salsa soja baja en sodio o baja en sal o reemplazar por salsa Whorcestershire o salsa Perrins que contiene menos sodio y cero colesterol)

Sal Marina (en lo posible limitar el consumo de sal de mesa – la sal marina mezclada con agua puede contribuir a disminuir los niveles de colesterol alto*)

Pimienta Negra al gusto

Método:

1. Utilice un accesorio de cocina para cocinar al vapor insertándolo en una olla con agua llena justo por debajo de la parte inferior de la vaporera. Tapar y llevar el agua a ebullición a fuego alto. Añadir la col rizada y luego volver a cubrir y cocinar al vapor hasta que alcance una contextura tierna por unos 8 a 10 minutos aproximadamente.

2. Mezcle aceite de oliva extra-virgen, con el zumo de limón, la salsa de soja, el ajo, la pimienta y la sal marina en un tazón grande. Mezcle la col rizada al vapor con este aderezo hasta que estén bien recubierta.

Porciones: 6

Tiempo de preparación: 25 minutos

Información Nutricional:

Calorías: 91 – 14.5 g de Carbohidratos - Los hidratos de carbono – 0 mg de colesterol – 3.2 g de Grasa – 2.8 g de Fibra – 4.5 g de Proteína – 108 mg de Sodio

*La sal marina puede utilizarse como laxante natural que ayuda a desintoxicar el cuerpo desprendiendo las toxinas de las paredes intestinales. Un remedio natural muy sencillo para lograr este objetivo es mezclar 2 cucharaditas

de sal marina sin refinar en un litro de agua tibia, dejar reposar por una hora aproximadamente y beber esta agua-sal para desintoxicar el cuerpo. La desintoxicación del cuerpo ayuda a bajar los niveles de colesterol malo en la sangre.

Deliciosa Receta de Salmón y Espárragos al Horno

El salmón como hemos visto antes es una excelente fuente de ácidos grasos omega-3 que han demostrado tener un efecto positivo sobre el HDL (colesterol bueno). El cuerpo no puede producir estas grasas saludables así que es imprescindible incluir en nuestra dieta alimentos que contengan estos **ácidos grasos omega-3 para lograr regular los niveles de colesterol de forma natural**. Este es un platillo delicioso para disfrutar en cualquier momento del día y para asegurarnos de obtener una buena porción de ácidos grasos omega-3.

Esta receta rinde 4 porciones de preparación

Tiempo de preparación: Alistamiento: unos 10 minutos y 12 minutos de horneado a 450 ° F (232 ° C)

Ingredientes:

1 libra de espárragos frescos, cortados en trozos de 2 pulgadas (5 cm)

1 ½ cucharadas de aceite de oliva extra-virgen

Pimienta negra recién molida al gusto y un poco de sal marina

1 libra de filetes (450 g) de salmón frescos con piel

1 cucharadita de cáscara de limón orgánico (bien lavado) finamente rallado

1 cucharilla de perejil orgánico fresco

Método:

1. Coloque dos sartenes en el horno (una sartén mediana y una sartén grande) Caliente el horno a 450 grados F (232 ° C). En un tazón mediano mezcle los espárragos y 1/2 cucharadita de aceite de oliva extra-virgen; espolvorear con pimienta al gusto y sal marina. Moje el pescado con el aceite de oliva restante por ambos lados y espolvorearlo ligeramente con sal marina y pimienta negra.

2. Retire con cuidado las sartenes calientes del horno. Coloque el pescado, con la piel hacia abajo, en la sartén grande. Colocar los espárragos en la sartén mediana. Colocar ambos sartenes en el horno nuevamente. Hornear durante unos 12 minutos aproximadamente, o hasta que el pescado se desmenuce fácilmente al picarlo con un tenedor y hasta que los espárragos adquieran una consistencia tierna.

3. Espolvorear los filetes de salmón con el perejil y con la cáscara de limón rallada.

Información Nutricional:

Por porción: 235 Calorías (salmón y espárragos) - 14 g de grasa - 67 mg de colesterol - 168 mg de sodio - 2 g de carbohidratos

1 g de fibra - 1 g de azúcar - 24 g de proteínas.

Deliciosa Receta de Arándanos y Manzanas al Horno

Los antioxidantes en los arándanos han demostrado ser muy efectivos para para reducir el colesterol LDL (colesterol malo), mientras que promueven el HDL (colesterol bueno). Para esta deliciosa receta utilice arándanos orgánicos y frescos para obtener un delicioso postre natural crujiente hecho al horno. Las manzanas también le dan a esta receta un poder reductor del colesterol gracias a la pectina que contienen. Esta pectina ayuda a eliminar el colesterol malo de nuestro sistema y de hecho estudios recientes han demostrado la capacidad de las manzanas para lograr este objetivo con mejores resultados que las drogas farmacéuticas y sin los efectos secundarios perjudiciales para la salud como se ha descrito antes en este libro.

La canela también le da a esta receta propiedades reductoras de los triglicéridos que de acuerdo a varios estudios (estudio publicado por "Diabetes Care" de la Association Americana de la Diabetes) su consumo ayudó a personas con diabetes tipo 2 a reducir los triglicéridos de forma natural y segura. Otro estudio realizado por investigadores en Pakistán encontró que el consumo de canela puede reducir los triglicéridos hasta en un 30% y puede reducir los niveles de LDL hasta en un 27%.

Rinde 6 porciones

Tiempo de preparación: 30 minutos, horneado a 375 ° F (190 ° C)

Ingredientes:

5 tazas de manzanas orgánicas peladas cortadas en rodajas

1 taza de arándanos

2 gotas de Stevia Liquida para endulzar un poco (la stevia no tiene calorías y es natural)

½ taza de avena de hojuelas enteras integral

3 cucharadas de harina de grano entero orgánica

1 cucharadita de canela molida

2 cucharadas de aceite de oliva extra-virgen

½ taza de yogurt Griego sin grasa

Método:

1. En un tazón grande, combine los arándanos, las manzanas, arándanos y agregue las 2 gotas de stevia liquida. Pasar esta mezcla a un molde de cocina para hornear.

2. Mezcle la harina de grano entero, la avena, y la canela en un tazón pequeño. Agregar las dos cucharadas de aceite de oliva extra-virgen. Espolvorear avena en forma uniforme sobre la mezcla de manzanas.

3. Hornear a 375 ° F (190 ° C) por unos 30 a 35 minutos aproximadamente o hasta que las manzanas estén tiernas. Sirva caliente con una cucharada de yogur de griego sin grasa. Disfrútelo!

Información Nutricional:

190 Calorías - 5 g de grasa - 1 mg de colesterol - 61 mg de sodio - 43 g de carbohidratos - 3 g de fibra - 3 g de proteínas.

Deliciosa Receta de Pasta Mediterránea con Lentejas

Esta receta contiene grasa mono-insaturada proveniente del aceite de oliva que puede ayudar a bajar los niveles de colesterol en la sangre así como algunos antioxidantes del aceite de oliva extra-virgen (antioxidantes fenólicos así como escualeno y ácido oleico) pueden aumentar el HDL (colesterol bueno) disminuyendo también los triglicéridos. Los tomates presentes en esta deliciosa receta también aumentan el poder reductor del colesterol de este platillo pues de acuerdo a estudios realizados por expertos en nutrición en Australia que analizaron los beneficios del licopeno (anti-oxidante contenido en los tomates) su consumo frecuente logra efectos comparables al de las estatinas pero sin los efectos secundarios perjudiciales para la salud.

Este estudio concluyo que el consumo frecuente de tomates provee al cuerpo de una defensa natural contra los niveles altos de colesterol malo en la sangre. De acuerdo al Dr. Karin Ried de la Universidad de Adelainda en Australia los tomates tienen un nivel elevado de este poderoso anti-oxidante llamado licopeno y recomienda el consumo de pasta de tomate en donde la concentración de licopeno es aún más alta. De acuerdo a este estudio un consumo de 25 miligramos de licopeno diariamente logra reducir el colesterol malo hasta en un 10% de forma natural y segura.

Este estudio encontró que esta reducción es comparable a la que se obtiene con las drogas de creación farmacéutica pero sin los efectos dañinos para nuestro sistema. Las zanahorias en esta receta también le proporcionan a su cuerpo una buena cantidad de fibra y vitamina C ideales para reducir el colesterol de forma natural. Estudios realizados en USA han demostrado las bondades del consumo de zanahorias para prevenir las enfermedades cardiovasculares y para reducir el colesterol y los triglicéridos. Se ha logrado demostrar el poder de las zanahorias para reducir el colesterol de un 10 a un 20% cuando se consumen un par de estas cada día y esto es gracias a su buena cantidad de fibra soluble natural y a los anti-oxidantes (beta-caroteno) que contiene.

Otro hallazgo sorprendente ha sido el de las propiedades del licopeno en los tomates (así como otros antioxidantes presentes en los tomates) que reduce la presencia de LDL oxidado. Cuando el LDL (lipoproteína de baja densidad) se oxida puede contribuir a la formación de placa en las paredes de las arterias. El consumo de tomates también logra incrementar los niveles de colesterol bueno hasta en un 15% de acuerdo a estos estudios.

Receta:

Rinde: 16 porciones

Tamaño de la porción: 3/4 de taza

Preparación: 35 minutos

Ingredientes:

6 zanahorias orgánicas medianas, peladas y cortadas en rodajas finas

1 cebolla orgánica grande, picada en trozos grandes

4 dientes de ajo orgánico picados

¼ de taza de aceite de oliva extra-virgen

1 libra lentejas secas, enjuagadas y escurridas

3 tazas y media de tomates orgánicos cortados en cubitos

2 tazas de pasta de tomate orgánica

2 cucharaditas de tomillo seco, triturado

¼ cucharadita de sal marina

¼ cucharadita de pimienta negra recién molida

Pasta de grano entero cocida caliente

Aceite de oliva extra virgen orgánico

Método:

1. Cocinar las zanahorias, el ajo la cebolla y el ¼ de aceite de oliva extra-virgen a fuego medio hasta que estén tiernos. Luego añadir las lentejas y 5 tazas de agua pura. Llevar a ebullición. Reduzca el fuego y cocine a fuego lento (tapado) por unos 30 a 35 minutos aproximadamente o hasta que las lentejas estén tiernas, añadir más agua si es necesario.

2. Agregue los tomates orgánicos sin escurrir, la salsa de tomate orgánica, el tomillo, la sal marina y la pimienta. Luego llevar a ebullición una vez más. Reduzca el fuego y cocine a fuego lento (sin tapar) por unos 30 minutos o hasta obtener la consistencia deseada.

3. Mientras tanto, cocer la pasta de grano entero según las instrucciones del paquete; Mezcle la pasta cocida con una pequeña cantidad de aceite de oliva extra-virgen. Cubra la pasta con la salsa para servir y disfrútela!

Información Nutricional:

Calorías: 395 – Grasa: 9 g – 155 de sodio – carbohidratos 63 g – 5 g de azúcar – 15 g de Proteína

Deliciosa Sopa de Cebada con Verduras

Esta es una receta súper saludable y fácil de preparar que le ayudará a reducir los niveles de colesterol de forma natural gracias a la fibra soluble presente en la cebada y a los anti-oxidantes contenidos en las verduras que la componen. Recuerde utilizar ingredientes orgánicos para esta y todas las demás recetas en este libro.

.

Rinde: 8 porciones

Tiempo total de preparación: 1 hora 45 minutos

Ingredientes:

2 cuartos de caldo de verduras

1 taza de cebada sin cocer

2 zanahorias orgánicas grandes, picadas

2 tallos de apio orgánico, picado

1 taza y ½ (14,5 onzas) de tomates picados con su jugo (o pasta de tomate orgánica)

1 calabacín orgánico, picado

1 y ¾ de taza (15 onzas) de garbanzos, escurridos

1 cebolla orgánica picada

3 hojas de laurel orgánico

1 cucharadita de ajo en polvo

Stevia Liquida para endulzar (2 gotas)

1 cucharadita de sal marina

1/2 cucharadita de pimienta negra

1 cucharadita de perejil orgánico seco

1 cucharadita de curry en polvo

1 cucharadita de pimentón en polvo o paprika (contiene una sustancia anti-oxidante – capsanthin – que ayuda a elevar los niveles de colesterol bueno – HDL de acuerdo a estudios publicados por "The British Journal of Nutrition")

1 cucharadita de vinagre de manzana

Método:
1. Vierta el caldo de verduras en una olla grande. Añadir la cebada, apio, las zanahorias, garbanzos, los tomates, calabacín, el laurel y la cebolla. Sazonar con ajo en polvo, 2 gotas de stevia liquida, sal, pimienta negra, perejil, polvo de curry, pimentón, y una cucharadita de vinagre de manzana. Llevar a

ebullición, tapar y cocinar a fuego lento a fuego medio-bajo durante unos 90 minutos. Obtendrá una sopa espesa que puede ajustar añadiendo más caldo si se desea. Retire las hojas de laurel antes de servir y disfrútela!

Información Nutricional:

Calorías: 188 – Carbohidratos: 37 g – 0 mg de Colesterol – 1.6 g de Grasa – 8.4 g de Fibra – 6.9 Proteína – Sodio 969 mg

Deliciosa Sopa de Verduras con Lentejas y Cebada

Esta deliciosa sopa está cargada con proteínas y fibra gracias a su buen contenido de verduras saludables y granos integrales además de ser baja en grasa y muy nutritiva. Esta receta es ideal para bajar los niveles de colesterol de forma natural ya que es baja en grasa pues no se utiliza ningún aceite transgénico ni mantequilla o margarina, libre de colesterol y una fuente de anti-oxidantes.

Rinde 8 porciones

Ingredientes:

3 dientes de ajo orgánico, finamente picado

1 taza de cebolla orgánica picada

2 zanahorias orgánicas medianas, peladas y picadas

1 tallo de apio orgánico, picado

7 tazas de caldo de verduras

1 1/2 tazas de champiñones orgánicos frescos cortados en rodajas

1 taza de lentejas, enjuagadas

1/2 taza de cebada perlada

1 cucharada de Pasta de Tomate Orgánica

1 1/2 cucharadita de tomillo seco

1 cucharada de perejil orgánico finamente picado italiano

1 cucharadita de curry en polvo

1 hoja de laurel

2 cucharadas de zumo de limón fresco

1 cucharada de [salsa Worcestershire](#) vegetariana o salsa Perrins o salsa Inglesa (esta salsa es libre de colesterol, sin conservantes, libre de gluten y tiene un 80% menos sodio que la salsa soja)

1 cucharadita de sal marina

1/2 cucharadita de pimienta negra

Método:

1. Rocíe una olla onda de cocina para sopa con aceite de oliva extra-virgen en aerosol. Agregue el ajo y la cebolla y saltear por unos 5 minutos aproximadamente, revolviendo ocasionalmente. Luego agregar el apio y las zanahorias y saltear por unos 3 minutos adicionales, revolviendo de vez en cuando.

2. Mezclar las lentejas, la cebada, la pasta de tomate, los champiñones, la hoja de laurel, el curry en polvo y el tomillo en 6 tazas de caldo de verduras. Llevar a ebullición. Reduzca el fuego a fuego lento y cocinar por unos 60 minutos aproximadamente o hasta que la cebada y las lentejas estén tiernas pero no demasiado blandas.

3. Mezcle el caldo restante, salsa inglesa, el zumo de limón y agregue uno poco de sal marina y pimienta negra. Retire la hoja de laurel y servir. Disfrútela!

Información nutricional:

Por porción: 186 calorías - 10g de Proteína - Carbohidratos 31g - 10g de fibra - Grasa 4g – 1092 mg de sodio

Deliciosa Receta de Pimientos Rellenos

Los granos enteros como el arroz de grano entero integral han demostrado su poder para reducir los triglicéridos. Además recuerde que si su alimentación básica contiene panes, pastas, arroz y cereales 100% integrales y de grano entero en lugar de harina refinada usted realmente estará ayudando a su cuerpo a reducir los niveles de colesterol malo y a reducir el riesgo de enfermedades del corazón. Esta deliciosa receta de Pimientos Rellenos contiene arroz integral además de varios anti-oxidantes y aceite de oliva extra-virgen. Los pimientos son altos en contenido de fibra dietética y ricos en anti-oxidantes.

Esta receta también contiene cilantro (Coriandrum sativum), una de esos maravillosos ingredientes de la naturaleza que nos sirve para condimentar nuestros alimentos y que también se puede beber en forma de té de cilantro para controlar los niveles de colesterol. Su composición química ayuda a bajar los niveles de colesterol ya que contiene ácidos insaturados como el ácido oleico, ácido linoleico, ascórbico, palmítico y esteárico que actúan en el cuerpo aumentando la síntesis de apolipoproteina reduciendo la formación de LDL y aumentando el HDL o colesterol bueno.

Estos ácidos también ayudan a disolver el tejido adiposo que junto con una dieta alta en fibra y baja en grasas saturadas harán maravillas para su cuerpo y para su salud.

Rinde: 8 porciones

Tiempo total de preparación: 50 minutos

Tiempo de horneado: 30 minutos a 400 ° F (204 ° Celsius)

Ingredientes:

½ taza de cebolla orgánica picada

2 dientes de ajo orgánico picados

2 cucharaditas de aceite de oliva extra-virgen

2 tazas de caldo de pollo bajo en sodio

1 ½ tazas de arroz integral

½ cucharadita de orégano seco, machacado

½ cucharadita de pimienta negra

¼ cucharadita de sal marina

1/8 cucharadita de pimentón orgánico

1 taza y 1/2 de tomates orgánicos cortados en cubitos, escurridos

1 taza de maíz de grano entero con pimientos, escurridos

2 cucharadas soperas de cilantro orgánico fresco

8 pimientos orgánicos verdes, amarillos o pimientos rojos

Método:

1. En una sartén grande sofría la cebolla y el ajo en aceite caliente a fuego medio por unos 5 minutos o hasta que la cebolla esté tierna. Incorpore el caldo. Llevar a ebullición; añadir el arroz integral crudo, la pimienta negra, el orégano el pimentón y sal marina. Cocine a fuego lento, tapado, por unos 40 minutos aproximadamente o hasta que el arroz integral esté tierno. Retire del fuego y agregue los tomates, el cilantro y el maíz.

2. Precaliente el horno a 400 grados F (204 ° Celsius). Cortar la tapa de la parte superior de los pimientos; retirar y desechar las semillas. En un recipiente refractario para hornear colocar los pimientos en una sola capa. Rellenar cada pimentón con la mezcla de arroz integral y luego colocar las tapas del corte del pimentón sobre el arroz para tapar cada pimentón. Hornear, cubierto, por unos 30 minutos o hasta que los pimientos estén tiernos pero crujientes y la mezcla de arroz integral este también caliente por dentro.

S desea que esta receta adquiera un sabor más suave y tierno puede aumentar el tiempo de horneado por unos 45 minutos aproximadamente.

Información Nutricional:

Por porción: 204 calorías - 3 g de grasa - 524 mg de sodio - 40 g de carbohidratos - 5 g de fibra - 7 g de azúcar - 6 g de proteínas

Deliciosa Receta de Sopa de Frijol con Pasta

Esta es una receta muy sabrosa que combina el poder del frijol para reducir el colesterol junto con una pasta con fibra soluble como es la pasta de trigo integral y otros ingredientes como vegetales y el aceite de oliva que le aportan anti-oxidantes y más fibra., esencial para reducir el colesterol de forma natural. Recuerde que el consumo frecuente de ajo limita la producción de colesterol en el hígado de forma natural con un efecto similar al del estatinas pero sin perjudicar la salud de su cuerpo es por eso que esta deliciosa receta combina el poder del ajo con el poder de la fibra de sus otros ingredientes para reducir el colesterol malo naturalmente.

La albahaca (Ocimum basilicum) es también otro ingrediente importante en esta receta ya que dentro de sus componentes se encuentran sustancias que logran disolver las grasas como son las **saponinas** así como anti-oxidantes y fibra (esta contribuye a arrastrar y a eliminar los excesos de grasa del cuerpo eliminándolos luego de la digestión). Una excelente idea es consumir un té de albahaca orgánico diariamente con las comidas o una infusión de albahaca*.

Ingredientes:

1 taza de tomates orgánicos picados

85 g de pasta de trigo integral o fideos integrales o [pasta de caracoles integral](#) (libre de gluten)

Un poco de pimienta negra al gusto

½ cucharada de albahaca

Un poco de sal marina

2 tazas de caldo de verduras

½ cucharadita de romero

1 cucharada de aceite de oliva extra-virgen

2 tiras de apio orgánico

2 dientes de ajo orgánico

1 cebolla orgánica pequeña

2 tazas de espinaca orgánica

2 tazas de agua pura

2 tazas de frijoles blancos

Método:

1. Cocine la pasta siguiendo las instrucciones del paquete.

2. Corte en rebanadas el apio y las zanahorias. Luego picar el ajo y la cebolla finamente.

3. Utilice una sartén grande antiadherente para saltear el apio, la cebolla y la zanahoria en el aceite de oliva extra-virgen. Saltee hasta que los ingredientes adquieran una consistencia tierna por unos 5 minutos aproximadamente.

4. Revuelva el agua junto con los tomates, el romero, la sal marina, la pimienta negra y la albahaca.

5. Llevar a ebullición, reduzca el fuego; cubra y cocine a fuego lento por unos 10 minutos aproximadamente.

6. Drenar la pasta y revolver con la mezcla de vegetales.

7. Agregar los frijoles y cocinar mezclando las espinacas por unos 2 minutos hasta que ablanden un poco las espinacas. Espolvorear con un poco de perejil si lo desea.

Información Nutricional:

Cantidad por porción: Calorías 196 – 2.8 g de Grasa total 2,81 - Colesterol 0mg - 352 mg de sodio - 476 mg de potasio

34.2 g de Carbohidratos - 5,8 g Fibra dietética - Azúcares 3,41 g – 8.8 g de Proteína

* **Receta de Infusión de Albahaca**:

 En 1 litro de agua pura colocar 20 g de hojas frescas de Albahaca

Hervir por unos 10 minutos aproximadamente

Luego dejar reposar por unos 15 minutos

Para reducir el colesterol beber esta infusión de albahaca 3 veces al día, una por la mañana una después de almorzar y otra antes de dormir en la noche.

Deliciosa y Práctica Receta de Ensalada de Frijol Pimientos y Maíz

Esta es una receta muy rápida de preparar y efectiva para complementar su nueva dieta para bajar el colesterol, es muy nutritiva y llena de anti-oxidantes y fibra. Rinde 14 porciones y es una excelente receta para compartir o puede reducir las porciones para hacer menos cantidad.

Ingredientes:

1 taza de maíz tierno cocido y pimientos orgánicos picados

1 taza de garbanzos orgánicos

1 taza de frijoles rojos previamente cocidos y escurridos

7 cucharadas de vinagre balsámico

1 taza de cebolla orgánica roja picada

1 taza frijoles negros previamente cocidos y escurridos

3 dientes de ajo orgánico

Método:

1. Picar los dientes de ajo y la cebolla roja

2. Colocar el maíz tierno y los frijoles previamente escurridos en un recipiente grande para mezclar.

3. Agregar el ajo y la cebolla y el vinagre balsámico y luego revolver con una cuchara de palo para mezclar. Tapar el recipiente y luego dejar enfriando en el refrigerador.

4. Alistar el aceite de oliva extra virgen la sal marina, ajo en polvo y la pimienta negra para servir y sazonar al gusto una vez este dispuesta esta ensalada en cada uno de los platos. Disfrútela!

Tiempo de preparación: 10 minutos

Información Nutricional:

Por porción: 113 Calorías – 11 g de grasa - Colesterol 0 mg - 265 mg de sodio - 3 mg de potasio

20 g de Carbohidratos - 4,4 g Fibra dietética - 5,9 g de proteínas

Deliciosa y Súper Saludable Sopa de Vegetales con Frijoles

Esta es una sopa deliciosa y muy fácil de preparar que seguramente hará maravillas para complementar su nueva dieta más saludable para reducir el colesterol.

Ingredientes:

1/2 cucharada de pimienta molida

1/2 cucharadita de sal marina

2 cucharaditas de aceite de oliva extra-virgen

Caldo de verduras 1 cubo

2 zanahorias orgánicas medianas, en rodajas

2 tallos de apio medio

1/2 g de cilantro orgánico fresco

2 dientes de ajo orgánico

1 taza de cebolla orgánica cortada en rodajas

1 lata de tomates orgánicos cortados en cubitos

1 taza de agua pura

1 taza de frijoles

1 taza de alubias blancas o frijoles blancos

Método:

1. Calentar el aceite en una cacerola grande a fuego medio.

2. Agregue, la zanahoria, el apio, la cebolla y el ajo (opcional). Cocine, revolviendo de vez en cuando hasta que se ablanden, aproximadamente 10 minutos.

3. Agregar los tomates, frijoles (lavados y escurridos), frijoles blancos (lavados y escurridos) y caldo de verduras preparado (agua y cubo); llevar a ebullición.

4. Reducir el calor y cocinar a fuego lento, tapado, revolviendo ocasionalmente, hasta que los sabores se mezclan por unos 30 minutos aproximadamente.

5. Añadir la sal marina, el cilantro y la pimienta; cocine, revolviendo de vez en cuando por unos 5 minutos aproximadamente.

Rinde: 4 porciones

Información Nutricional:

Calorías: 193 – Grasa total 3.18 g - Colesterol 0 mg – 593 mg de sodio – 749 mg de potasio – 33.5 g de Carbohidratos

8,1 g Fibra dietética - Azúcares 5,53 g - 9,5 g de proteínas

Deliciosa Receta Saludable de Salmón Teriyaki Con Calabacín

Este es un platillo que le aporta a su nueva dieta más saludable los ácidos grasos omega-3 de salmón y vitamina D ideales para la salud del corazón y para controlar y reducir los niveles de triglicéridos.

Ingredientes:

Salsa teriyaki baja en sodio

2 filetes de salmón medianos

Semillas de sésamo

2 calabacines orgánicos pequeños, cortados en rodajas finas

4 cebollines orgánicos, picados

Aceite de oliva extra-virgen

Método:

Marinar el salmón en 5 cucharadas de salsa teriyaki dentro de una bolsa de plástico con cierre superior. Selle y deje marinar por unos 20 minutos aproximadamente. Coloque a un lado las semillas de sésamo tostadas en una sartén grande antiadherente a fuego medio. Escurrir el salmón, descartando la marinada. Agregue el salmón a la sartén y cocine por unos 5 minutos. Gire y cocine por otros 5 minutos más a fuego medio-bajo. Sacar de la sartén y mantener caliente. Añadir las cebolletas y 2 cucharaditas de aceite de oliva de la sartén. Saltear por unos 4 minutos aproximadamente o hasta que estén ligeramente dorados los filetes. Agregue 2 cucharadas de salsa teriyaki. Espolvorear con las semillas de sésamo, y servir. Disfrútela!

Rendimiento: 2 porciones (tamaño de la porción: 1 filete de salmón y cerca de 1 taza de zucchini o calabacines)

Nota: esta deliciosa receta se puede acompañar con arroz integral para agregar más fibra y con una copa de vino tinto ideal para reducir los niveles de colesterol de forma natural (recuerde beber con moderación tan solo una copita de vino tinto al día hará maravillas para mantener unos niveles adecuados de colesterol).

Información Nutricional:

Calorías por porción: 376 - grasa por porción: 16g - proteína por porción: 40g - carbohidratos por porción: 11g - fibra por porción: 3g

Colesterol por porción: 87 mg - Hierro por porción: 5mg - 375mg de sodio por porción – 53 mg de calcio por porción

Deliciosa Receta de Salmón al Horno con Ajo y Miel

Tiempo de preparación: 20 minutos

Rinde: 2 porciones

Ingredientes:

2 filetes de salmón fresco (limpiar y eliminar espinas)

5 dientes de ajo orgánico picado

3 cucharadas de perejil orgánico picado

3 cucharadas de mostaza tipo Dijon de miel (o preparar salsa miel mostaza)*

1 limón orgánico

1 pizca de sal marina

1/8 taza de aceite de oliva extra-virgen

*RECETA DE SALSA DE MIEL MOSTAZA DIJON:

Para 1 taza"

4 cucharadas de zumo de limón recién exprimido

2 cucharadas de vinagre blanco

2 cucharadas de miel de abejas orgánica

2 cucharaditas de granos de mostaza o 1 cucharada de mostaza Dijon

8 cucharadas de aceite de oliva extra-virgen

Sal marina y pimienta negra al gusto

Método:

1. Precalentar el horno a 425 grados Fahrenheit (218 grados Celsius) y alistar una hoja grande de aluminio de cocina. Una vez lista colocar los filetes de salmón sobre esta y poner a un lado

2. Mezclar el perejil picado, el ajo, el zumo de limón la salsa miel mostaza Dijon, el aceite de oliva extra-virgen y la sal marina en un recipiente de tamaño mediano. Una vez estén bien mezclados estos ingredientes proceder a aplicar unas capas de esta salsa o mezcla utilizando una brocha de cocina sobre el salmón por ambos lados.

3. Hornear por unos 20 minutos aproximadamente dependiendo de qué tan horneados prefiera los filetes de salmón y de su grosor.

4. Puede acompañar este platillo con un poco de arroz integral. Disfrútelo!

Información Nutricional:

Calorías 170 Calorías por porción – 15 g de grasa – Colesterol 10 mg – 5 g de Carbohidratos – Fibra dietética: 2 g – 4 g de Proteína

Deliciosa Receta de Salmón con Aguacate

Esta receta combina el poder del aguacate para reducir el colesterol gracias a sus grasas insaturadas con el poder del omega-3 presente en el salmón. El aguacate contiene ácido oleico, un tipo de grasa mono-insaturada que ayuda a mejorar la circulación y contribuye al aumento del colesterol bueno HDL. El aguacate también contiene ácidos esenciales que no pueden ser producidos por el cuerpo y que debemos adquirir en una dieta saludable para bajar el colesterol de forma natural. Estos ácidos esenciales son el ácido linoleico también conocido como Omega-3 y el ácido linoleico o el Omega-6.

El consumo de estos ácidos disminuye los triglicéridos en el cuerpo y reduce el colesterol. El aguacate también contiene una buena cantidad de fibra, lecitina, vitamina C, calcio, niacina, magnesio y magnesio que contribuye a un buen flujo sanguíneo y su combinación de anti-oxidantes bloquea el colesterol en el intestino impidiendo que este se absorba en el cuerpo manteniendo unos niveles adecuados en nuestro organismo.

Ingredientes:

2 filetes gruesos de salmón sin piel

Sal marina

Pimienta negra al gusto

2 calabacines orgánicos grandes cortados en rodajas

Aceite de oliva extra-virgen

2 dientes de ajo orgánico picados

2 puñados de vegetales verdes

1 tomates orgánico grande cortado en rodajas

1 aguacate orgánico en rebanadas

2 cebollines orgánicos picados

Método:
1. Adobar los filetes de salmón con pimienta negra al gusto y sal marina y dorarlos en la sartén por unos 4 a 5 minutos
2. Voltear los filetes y cocinar por otros dos minutos aproximadamente dependiendo del grosor y luego transferirlos a un plato de servir.

3. Limpiar la sartén y luego calentar un poco de aceite oliva extra-virgen a fuego alto y luego verter este aceite sobre los filetes
4. Sazonar el calabacín o zucchini con sal marina y pimienta negra al gusto y colocarlos en la sartén
5. Cocinar por unos 3 minutos salteando con frecuencia para una cocción uniforme
6. Servir en dos platos separados y colocar los ingredientes restantes (aguacates, rodajas de tomate, los vegetales verdes) sobre los filetes y decorar con los cebollines.

Rinde 2 porciones

Tiempo de Preparación Total: 30 minutos

Información Nutricional:

Calorías: 470 – Grasa Total 33 g – Fibra Dietética 6 g – Carbohidratos 16 g – Colesterol 70 mg – Proteína 28 g

Deliciosa y Saludable Receta de Ensalada de Salmón y Vegetales

Nuevamente una combinación ideal de ingredientes excelentes para bajar los niveles de colesterol naturalmente que combinan antioxidantes con Omega-3 y fibra dietética en una suculenta receta de ensalada fresca para disfrutar a cualquier hora del día. El salmón forma parte de los pescados grasos con buen contenido de Omega-3.

Rinde: 4 porciones

Tiempo de Preparación: 20 minutos

Ingredientes:

5 onzas (140 g) de salmón sin hueso, sin piel y escurridos

1 tomate orgánico grande, cortado en cubitos y sin semillas

1 pepino orgánico mediano, cortado en cubitos y sin semillas

1/2 cebolla orgánica morada cortada en rodajas

1 taza de hojas de lechuga romana orgánica

2 cucharadas de zumo de limón orgánico

1 limón orgánico grande

1/4 taza de aceite de oliva extra-virgen

1/4 cucharadita de eneldo seco

Pimienta Negra al gusto

Método:

1. En un tazón de tamaño mediano colocar el tomate picado, el pepino cortado en cubitos, la cebolla y el salmón y mezclar suavemente para combinar los ingredientes.

2. Para preparar el aderezo: en un tazón pequeño combinar la ralladura de limón con el zumo de limón y luego agregar gradualmente el eneldo, el aceite de oliva extra-virgen y la pimienta negra.

3. Mezclar bien el aderezo y luego verter sobre el salmón y las verduras. Sírvala en dos platos para ensalada y disfrútela!

Información Nutricional:

Calorías 190 - Total de grasa 15 g - Colesterol 20 mg - 30 mg de sodio - 390 mg de Potasio - 10g Carbohidratos - 3g Fibra Dietética - Azúcares 3g - 9 g de Proteínas

Saludable y Deliciosa Receta de Salmón al Horno con Hierbas

Esta receta contiene hierbas como la albahaca para disolver las grasas además de vitamina C y el Omega-3 del salmón y se sirve con un poco de arroz integral que le aporta fibra.

Rinde 4 porciones

Tiempo total de Preparación: 1 hora

Ingredientes:

1 taza de arroz integral

2 1/2 tazas de agua pura

1 libra (453 g) de filetes de salmón

¼ de taza de Jugo de Naranja Natural

1 cucharadita de eneldo seco

1 cucharadita de romero seco

1 cucharadita de albahaca seca

1 cucharadita de mostaza

1 cucharadita de pimienta negra

Método:

1. Precalentar el horno a 350 grados f (175 grados C). En una cacerola poner 2 1/2 tazas de agua a hervir. Agregue el arroz integral y revuelva. Reduzca el fuego, tape y cocine a fuego lento durante unos 20 minutos aproximadamente.

2. En un sartén grande, agregar agua suficiente para cubrir sólo la parte inferior de la cacerola. Coloque el filete de salmón en el sartén, la parte rosa hacia arriba. Coloque el arroz integral cocido alrededor del exterior del salmón. Rocíe el jugo de naranja sobre el salmón y el arroz integral.

3. En un tazón pequeño, mezcle el romero, el eneldo, la mostaza, la pimienta, el limón y la albahaca y luego espolvorear sobre el salón y sobre el arroz integral. Luego cubrir con papel aluminio de cocina.

4. Hornear por unos 40 minutos aproximadamente o hasta que el salmón esté tierno y se separe en escamas.

Información Nutricional:

Calorías 355 cal – Carbohidratos: 30,4 g – Colesterol 67 mg – Grasa Total: 13,7 g – Fibra 2,5 g – Proteína 25,8 g – Sodio 185 mg

Deliciosas y Saludables Hamburguesas de Frijoles

Quien iba a pensar que una hamburguesa podría estar en este tipo de dieta pero lo cierto es que esta hamburguesa es vegetariana y no contiene carne roja sino frijoles. La fibra soluble que se encuentra en los frijoles ayuda a reducir el colesterol total y el colesterol LDL (colesterol malo), así como el riesgo de enfermedad cardiovascular. Disfrute de estas hamburguesas vegetarianas con frijoles rojos. La mostaza en esta receta de hamburguesas le da un poder mayor reductor del colesterol a este platillo ya que contiene niacina que ayuda a bajar el colesterol además de proteger las arterias de la formación de coágulos de placas o arteriosclerosis.

Rinde: 4 porciones

Tamaño de la porción: 1 hamburguesa

Tiempo de Preparación Total: 30 minutos

Ingredientes:

2 tazas de frijoles rojos lavados y escurridos o frijoles rojos previamente cocidos

½ taza de cebolla orgánica finamente picada

¼ taza de apio orgánico finamente picado

¼ taza de migas de pan rallado de trigo entero

2 cucharadas soperas de cilantro orgánico fresco

1 diente de ajo orgánico, picado

½ cucharadita de orégano seco, machacado

½ cucharadita de comino molido

¼ cucharadita de sal marina

¼ cucharadita de pimienta negra

4 y ½ tazas de arroz integral cocido

4 panes de hamburguesa de granos entero, dividido por el medio y tostado

Mostaza, hojas de espinacas frescas, rodajas de tomate, y rodajas de cebolla orgánica roja

Método:

1. En un tazón mediano machaque los frijoles con un machacador de papas o tenedor. Agregue el apio, la cebolla, el pan de trigo entero rallado, el ajo, el

cilantro, el comino la sal marina, el orégano y la pimienta negra. Agregue el arroz integral cocido.

2. Formar la mezcla de frijoles y otros ingredientes en cuatro hamburguesas de 1/2 pulgada de espesor o 1.2 cm de espesor

3. Precalentar una sartén o una parrilla a fuego medio. Agregue las hamburguesas a la sartén o la parrilla previamente roseada con aceite oliva extra-virgen en aerosol. Cocinar durante unos 10 o 12 minutos aproximadamente o hasta que estén calientes y dándoles la vuelta una vez para una cocción uniforme.

4. Servir las hamburguesas de frijol en panes de hamburguesa tostado con mostaza, tomate, espinacas y las rodajas de cebolla roja orgánica salteadas en la sartén o sin saltear.

Información Nutricional:

(Frijoles rojos y hamburguesas)

Por porción: 253 Calorías - 2 g de grasa - 392 mg de sodio - 48 g de carbohidratos - 12 g de fibra - 5 g de azúcar - 12 g de proteínas.

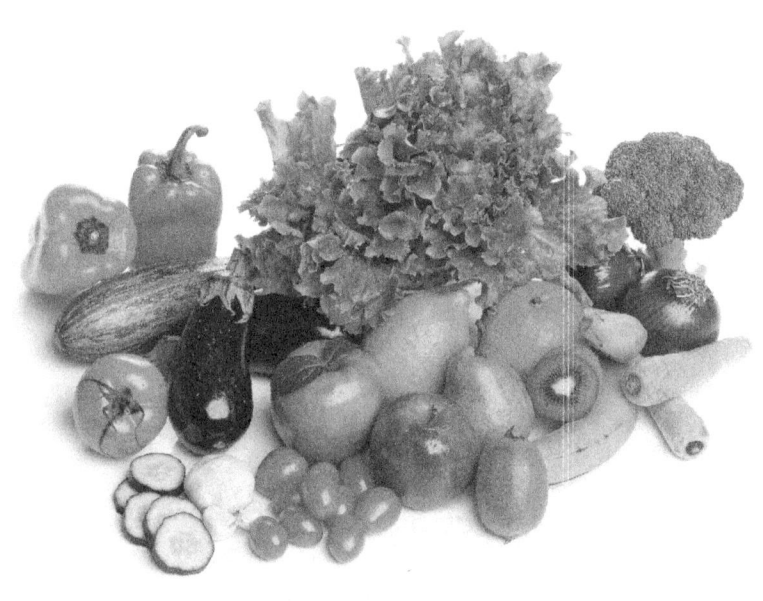

Deliciosa y Saludable Receta de Ensalada de Arándanos y Espinaca y Frambuesa

Para esta receta se usan nueces que son una excelente fuente de ácidos grasos omega-3 para bajar el colesterol y son una buena opción en caso de querer variar el menú. Esta ensalada además combina el poder de los antioxidantes de las frambuesas junto con la fibra de la espinaca y el poder de los arándanos.

Rinde: 6 porciones

Ingredientes:

1 y ½ taza de frambuesas rojas orgánicas en su jugo

2 gotas de stevia liquida para endulzar naturalmente (no contiene calorías y es natural)

½ taza de zumo de limón

½ taza de arándanos

¼ vinagre de vino tinto

¼ cucharadita de semillas de apio orgánico

¼ cucharadita de canela molida

1/8 cucharadita de clavo molido

1 y ½ tazas de espinaca fresca orgánica, sin tallos

1/3 taza de nueces

2 cucharadas de semillas de girasol

3 cebollas orgánicas verdes cortadas en rodajas finas

Método:

1. Para preparar el aderezo mezcle las frambuesas con su jugo y el zumo de limón en una licuadora cubierta hasta que adquiera una consistencia suave. Puede colar y desechar las semillas.

2. Para servir, en una ensaladera mezcle las nueces, las espinacas, las cebollas verdes, los arándanos secos y las semillas de girasol. Rociar con la mitad del aderezo. (Cubra y refrigere el resto del aderezo en un recipiente no metálico para su uso posterior, no guardar por más de 7 días)

Información Nutricional:

Por porción: 190 Calorías - 6 g de Grasa - 65 mg de Sodio - 30 g de Carbohidratos - 4 g de Fibra - 4 g de Proteínas.

Saludable y Deliciosa Ensalada de Pera con Nueces

Esta receta contiene flavonoides y es una excelente fuente de fibra soluble para su sistema gracias a que está preparada con peras, una de las frutas con más fibra y llena de anti-oxidantes que harán bajar sus niveles de colesterol de forma natural y segura. Además de las peras también contiene cebolla que contiene dentro de sus componentes naturales la **Inulina**. Esta sustancia es un oligosacárido soluble en agua y por ende puede ser mezclado con jugos naturales y licuados para limpiar el cuerpo y desintoxicarlo.

Como hemos visto antes la desintoxicación del cuerpo ayuda a bajar los niveles de colesterol y a eliminar grasa corporal. La inulina de la cebolla absorbe el exceso de colesterol en la sangre y ayuda a su eliminación y es parte de los mejores Súper Alimentos Saludables para limpiar y fortalecer nuestro cuerpo.

Rinde 2 porciones.

Ingredientes:

1 pera orgánica mediana, sin corazón y cortada en rodajas finas

1 cucharada de vinagre de arroz

2 cucharaditas de aceite de oliva extra-virgen

1/8 cucharadita de pimienta molida gruesa negra

2 tazas de verduras mezclan de paquete de ensalada mixta orgánica

3 cucharadas de néctar de pera

¼ cebolla roja orgánica pequeña, cortada en rodajas finas y separadas en anillos

2 cucharadas de nueces picadas y tostadas

Método:

Para preparar la vinagreta:

1. En un tazón pequeño, mezcle el vinagre, el aceite, la pimienta y el néctar de pera. Ponga a un lado.

2. Organizar la lechuga en dos platos de ensalada. Cubrir con la cebolla roja, las nueces y la pera y por último rociar con la vinagreta.

Información Nutricional:

Por porción: 143 Calorías - 9 g de Grasa - 36 mg de Sodio – Carbohidratos 15 g - 3 g de Fibra - 2 g de Proteínas

Deliciosa y Saludable Ensalada de Salmón con Frijoles y Rábanos

Esta receta contiene entre otros ingredientes el rábano que es un alimento natural con propiedades maravillosas entre estas se cuentan su poder diurético que contribuye con la eliminación de las grasas del cuerpo por medio de la orina. Cuando comemos rábanos nuestro cuerpo se depura y elimina toxinas, también mejora la digestión y es un buen portador de fibra. Los rábanos también tienen la capacidad de activar el metabolismo hepático mejorando las funciones del hígado evitando la acumulación de grasa y evitando que se sature el hígado.

Rinde: 4 porciones de aproximadamente 1 1/2 tazas cada una

Tiempo Total de Preparación: 30 minutos

Ingredientes:

1 1/2 tazas de arúgula orgánica

1/3 taza de hojas de perejil orgánico fresco

¼ de taza de zumo de limón fresco

3 dientes de ajo orgánico picados

1 cebolla orgánica finamente picada

Una pizca de sal marina

¼ de taza de aceite de oliva extra-virgen

4 tazas de frijoles cannellini cocidos y bien drenados

7 onzas (200 g aprox.) de salmón silvestre, eliminar los huesos y la piel y desmenuzar

3/4 taza de rábanos orgánicos cortados en rodajas finas

1 tallo de apio orgánico cortado en rodajas

Pimienta Negra recién molida al gusto

4 hojas de lechuga Romana orgánica

2 aguacates orgánicos cortados rodajas

Método:

1. Ponga la arúgula, el zumo de limón fresco, el perejil, el ajo, la cebolla y una pizca de sal en un procesador de alimentos y procesar hasta que estén finamente picados. Con el motor en marcha, rocíe lentamente con el aceite de oliva extra-virgen y agregue un poco de pimienta negra al gusto.

2. Combinar los rábanos, los frijoles, el salmón, el apio y la cucharadita de sal marina en un tazón grande para ensaladas. Vierta el aderezo y mezcle suavemente para combinar.

3. Para servir alistar 4 platos con una hoja de lechuga romana y dividir la ensalada en 4 porciones iguales en cada plato. Decorar con las rodajas de aguacate y si lo desea agregar un poco más de aceite de oliva extra-virgen. Disfrútela!

Información Nutricional:

Por porción: 410 calorías - 15 g de grasa - 20 mg de colesterol - 46 g de carbohidratos - 0 g azúcares - 25 g de proteína - Fibra de 14 g - 551 mg de sodio 935 mg de potasio.

Deliciosa Receta de Atún con Alcaparras

El atún es una de las variedades de pescados grasos que como hemos visto antes en este libro tienen un efecto reductor natural del colesterol debido a su contenido de ácidos grasos Omega-3. Varios estudios clínicos han demostrado que el consumo de los ácidos grasos omega-3 reduce el riesgo de un ataque cardíaco hasta en un 45 por ciento.

Rinde: 4 porciones

Tiempo de Preparación Total: 30 minutos

Ingredientes:

4 filetes de atún fresco o congelado, cortado 1 pulgada de espesor (alrededor de 1 libra total)

2 cucharadas de vinagre de vino tinto

1 cucharada de eneldo fresco cortado con tijeras o 1 cucharadita de eneldo secada

2 cucharaditas de aceite de oliva

1/4 cucharadita de sal marina

1/8 cucharadita de pimienta de cayena

1/2 taza de tomate picado

1 cucharada de alcaparras, escurridas

1 cucharada de aceitunas picadas y deshuesadas

1 diente de ajo orgánico, picado

Método:

1. Para preparar combinar en un plato hondo el vinagre, el eneldo, el aceite de oliva, la sal marina, y la 1/2 de la pimienta de cayena. Agregue el atún en el plato hondo para marinar luego cubrir y dejar marinar en el refrigerador durante unos 15 minutos.

2. Mientras tanto, en un tazón pequeño mezcle el tomate, las alcaparras escurridas, las aceitunas, el ajo y la pimienta de cayena restante.

3. Luego escurrir reservando la marinada. Coloque el pescado en una rejilla para cocinar y rosear esta con aceite de oliva en aerosol para que no se pegue. Asar a unos 10 cms de altura de la fuente de calor luego girar el atún y cepillar con el adobo restante. Asar por unos 7 minutos más hasta que el atún empiece a formar escamas al

pincharlo con un tenedor. Luego servir el atún y cubrirlo con la mezcla de tomate. Disfrútela!

Refrescante y Saludable Jugo de Toronja, Naranja y Limón con Semillas de Chía

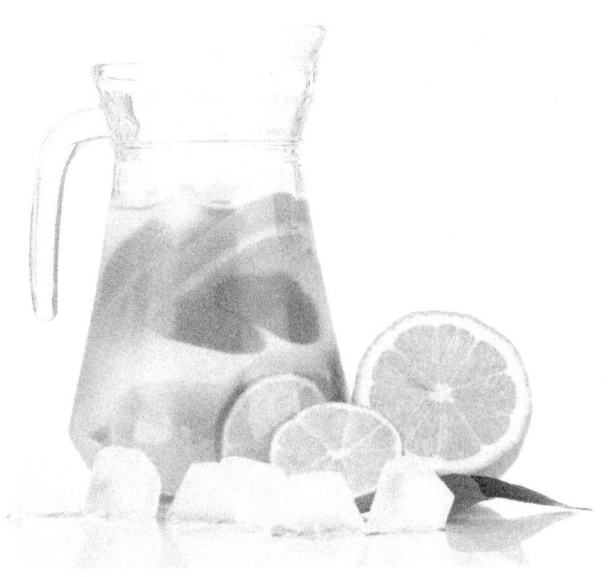

El consumo de chía es excelente para el control del colesterol. Entre sus componentes se cuentan ácidos grasos Omega-3 y Omega-6 que logran subir los niveles de HDL (colesterol bueno) mientras reducen los niveles de LDL (colesterol malo). La chía también cuenta con fibra soluble lo que la hace un alimento ideal para eliminar grasas del cuerpo. Los cítricos por su parte ayudan a eliminar el exceso de colesterol en el cuerpo, contienen vitamina C y favorecen la conversión del colesterol en ácidos biliares.

El consumo de cítricos también disminuye la formación de placa en las arterias al tiempo que mejora la flexibilidad de las paredes de las arterias y también evitan la oxidación de las grasas. Los cítricos en esta receta son excelentes desintoxicantes naturales y la toronja es un estimulante natural del metabolismo así que esta es una receta ideal para disfrutar en cualquier momento del día para limpiar su organismo y reducir el colesterol de forma natural.

Ingredientes:

2 naranjas orgánicas

1 toronja orgánica

1 limón orgánico

1 cucharada de jengibre

2 cucharadas de semillas de chía

1 rama de menta

2 gotas de stevia liquida

Hielo y agua pura al gusto

Método:

1. Exprimir bien todos los cítricos, toronja, naranja y limón utilizando un colador. Reservar a un lado

2. En un vaso de agua pura verter las semillas de chía y luego dejar reposar por 30 minutos aproximadamente.

3. En una jarra para jugo verter la mezcla de agua con chía y los zumos de los cítricos, agregar hielo al gusto, un poco de jengibre rallado y la menta y un par de gotas de stevia liquida para endulzar un poco (opcional). Mezclar bien y está listo para disfrutar! Esta es una bebida limpiadora muy refrescante, puede refrigerarla si lo desea pero recuerde beberla el mismo día que la prepara para que no pierda sus propiedades anti-oxidantes.

Súper Saludable Jugo de Manzana y Semillas de Chía Reductor del Colesterol

Como hemos visto antes la manzana es excelente para bajar el colesterol y que mejor forma de consumirla que en forma de jugo natural juntándola con el poder de las semillas de chía para reducir el colesterol.

Ingredientes:

2 manzanas verdes orgánicas

1 cucharada de semillas de chía

1 naranja orgánica pelada si pepas

1 cucharada de miel de abejas orgánica

Agua pura y hielo al gusto

Método:

Mezclar bien todos los ingredientes en la licuadora agregando agua y hielo al gusto dependiendo de la consistencia de licuado que se quiera lograr. Batir y servir para disfrutar en las mañanas en ayunas cuando nuestro organismo está más receptivo a los nutrientes que esta maravillosa receta nos provee para reducir el colesterol.

Súper Jugo de Fibra y Manzana Reductor del Colesterol

Esta es una receta muy efectiva que combina la fibra de la cebada, la avena y el salvado con el poder cítrico de la naranja y la pectina de la manzana para bajar el colesterol de forma natural. Puede también beberse por las mañanas para comenzar el día con una receta súper saludable como esta.

Ingredientes:

1 manzana orgánica

1 cucharada de cebada

2 cucharadas de salvado

Agua pura al gusto

1 naranja orgánica sin cascara y sin pepas

1 cucharada de miel de abejas orgánica para endulzar

Método:

Agregar todos los ingredientes a la licuadora para mezclar bien hasta que adquieran una consistencia homogénea, agregar agua al gusto dependiendo de qué tan espeso se prefiera este licuado natural reductor del colesterol.

Jugo Súper Saludable de Kiwi Reductor del Colesterol

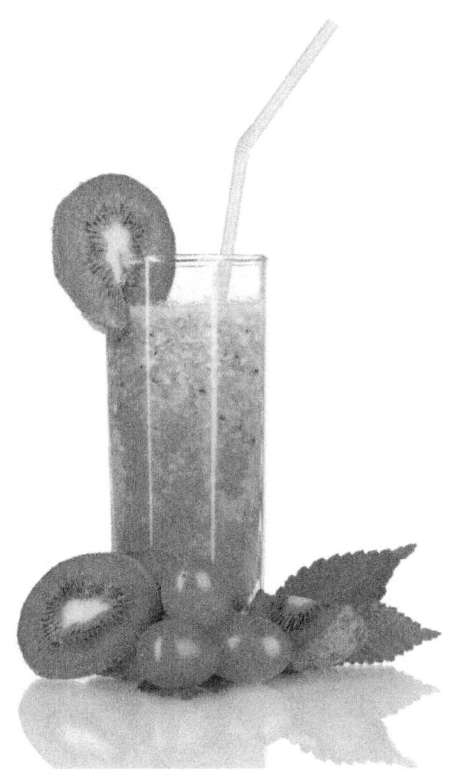

Ingredientes:

2 kiwis orgánicos

1 naranja orgánica sin cascara y sin pepas

1 pepino orgánico

1 cucharada de semillas de linaza o lino

3 uvas orgánicas

Agua pura al gusto

2 Gotas de Stevia Liquida

Método:

Pelar los kiwis y el pepino antes de agregar al vaso de la licuadora. Mezclar muy bien en la licuadora todos los ingredientes agregando agua al gusto según prefiera la consistencia de este batido natural. Este batido es excelente para reducir el colesterol y para consumirlo en las mañanas. Disfrútelo!

Conclusión:

Como se ha descrito a lo largo de este libro la naturaleza nos ha dado todos los elementos para poder controlar y reducir los niveles de LDL en nuestro organismo sin tener que recurrir a los medicamentos. Adicionalmente debemos tener en cuenta que ciertos alimentos deben desaparecer de nuestros menús si queremos lograr este objetivo sin la ayuda de las "pastillas milagrosas". Los alimentos que deben salir de nuestro menú son: los pates, los embutidos como salchichas, las hamburguesas de carne roja, el tocino, la leche entera, toda clase de alimentos fritos incluido el pescado frito, los flanes, los quesos grasos, el aceite de palma, las patatas fritas, las comidas rápidas tipo McDonalds, los croissants, las galletas de producción industrial que contienen grasas transgénicas, los pasteles hechos industrialmente y en general la comida excesivamente procesada.

Espero sinceramente que este libro sea de gran ayuda para su salud y para mantener unos niveles adecuados de colesterol sin convertirse en un conejillo de indias de las grandes farmacéuticas.

Quiero darle las gracias amigo lector por leer este libro y por implementar esta dieta para su salud,

solo me queda pedirle que por favor escriba una opinión

o review positivo si le ha gustado el contenido de esta guía para su salud visitando esta página:

http://tinyurl.com/dieta-colesterol-opinion

esto tan solo le tomará un minuto de su tiempo y significa mucho para mí como autor además ayudará a otros a acceder a este conocimiento.

GRACIAS, POR SU SALUD!

Gracias por considerar este libro amigo lector, como muestra de mi aprecio por su interés

reciba ahora completamente gratis Las Mejores Recetas de Jugos Para Bajar el Colesterol

visitando esta página: http://dietaparabajar-elcolesterol.blogspot.com/

Por su Salud!

Otros Libros que Pueden Interesarle:

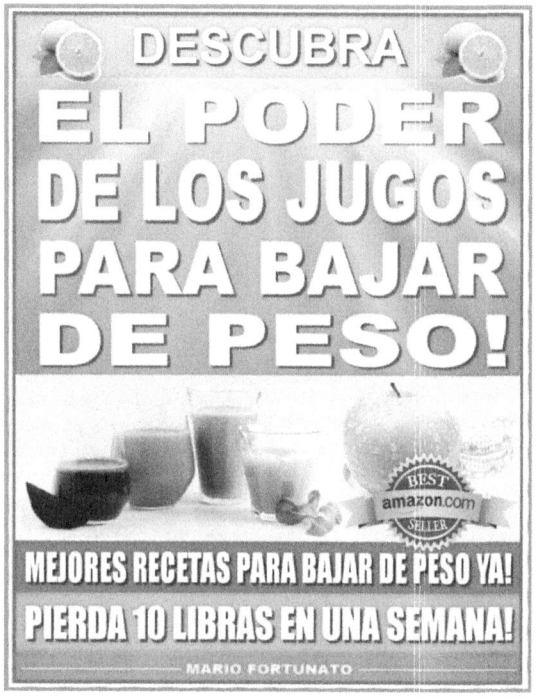

http://tinyurl.com/libro-jugos-bajar-peso

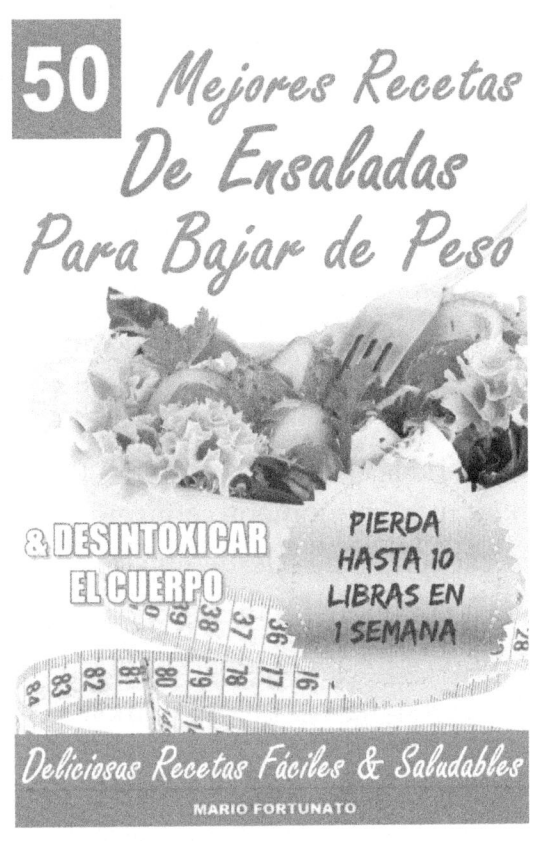

http://tinyurl.com/libro-recetas-ensaladas

© 2015 Mario Fortunato. TODOS LOS DERECHOS RESERVADOS. La totalidad del contenido de este libro, inclusive, pero no limitado al texto, el diseño, los gráficos, cover, así como la selección y la disposición de todos ellos, está protegida como derecho de autor, y otros derechos de propiedad intelectual de propiedad de Mario Fortunato y sus afiliados.

La Información contenida en este libro es producto de la investigación y búsqueda realizadas por el autor pero no constituyen en ningún momento consejo médico alguno, consulte a un especialista si desea una opinión profesional. El autor no asume ningún tipo de responsabilidad en relación a los consejos mencionados en este libro ni a las referencias hechas en el mismo.

GARANTIA DE RESPONSABILIDAD

El autor y el editor han realizado todos los esfuerzos para garantizar la exactitud de la información aquí contenida. Sin embargo, la información contenida en este libro se ofrece sin garantía, expresa o implícita. Ni el autor ni sus distribuidores, serán responsables por cualquier daño causado directa o indirectamente por las instrucciones contenidas en este libro.

Made in United States
North Haven, CT
02 July 2025